连建伟方剂学批注

连建伟 著

刘爽 整理

中国中医药出版社

·北京·

图书在版编目（CIP）数据

连建伟方剂学批注 / 连建伟著；刘爽整理 . —北
京：中国中医药出版社，2020.1（2020.12 重印）
ISBN 978-7-5132-5821-0

Ⅰ . ①连… Ⅱ . ①连… ②刘… Ⅲ . ①方剂学 Ⅳ .
① R289

中国版本图书馆 CIP 数据核字（2019）第 239342 号

中国中医药出版社出版

北京经济技术开发区科创十三街 31 号院二区 8 号楼
邮政编码 100176
传真 010-64405750
山东临沂新华印刷物流集团有限责任公司印刷
各地新华书店经销

开本 880×1230 1/32 印张 7.5 字数 124 千字
2020 年 1 月第 1 版 2020 年 12 月第 2 次印刷
书号 ISBN 978 – 7 – 5132 – 5821 – 0

定价 39.00 元
网址 www.cptcm.com

社 长 热 线 010-64405720
购 书 热 线 010-89535836
维 权 打 假 010-64405753

微信服务号 zgzyycbs
微商城网址 https://kdt.im/LIdUGr
官 方 微 博 http://e.weibo.com/cptcm
天猫旗舰店网址 https://zgzyycbs.tmall.com

如有印装质量问题请与本社出版部联系（010-64405510）

传承精华
守正创新

习近平语　连达伟书

李克辉　男　八十岁　二〇二一　八月廿三日诊

小溲频数，一夜六七行，量少而难出。西医诊

为膀胱之病，小便排不空，膀胱变形。脉得右关肺

有力，左关肺弦，尺脉沉，舌根腻，当补其肾之阴阳，

助膀胱气化之需也。

生地三十　熟地三十　山药十五　丹皮九　茯苓九　泽泻九

肉桂五　附子九　杞子九　当归九　车前子九　怀牛膝十五

山萸十五

拾肆剂

连连伟书方

连建伟方剂学批注

连建伟 著

刘 爽 整理

中国中医药出版社

·北 京·

图书在版编目（CIP）数据

连建伟方剂学批注 / 连建伟著；刘爽整理 . — 北
京：中国中医药出版社，2020.1（2020.12 重印）
ISBN 978–7–5132–5821–0

Ⅰ . ①连… Ⅱ . ①连… ②刘… Ⅲ . ①方剂学 Ⅳ .
① R289

中国版本图书馆 CIP 数据核字（2019）第 239342 号

中国中医药出版社出版
北京经济技术开发区科创十三街 31 号院二区 8 号楼
邮政编码 100176
传真 010–64405750
山东临沂新华印刷物流集团有限责任公司印刷
各地新华书店经销

开本 880×1230 1/32 印张 7.5 字数 124 千字
2020 年 1 月第 1 版 2020 年 12 月第 2 次印刷
书号 ISBN 978 – 7 – 5132 – 5821 – 0

定价 39.00 元
网址 www.cptcm.com

社 长 热 线 010–64405720
购 书 热 线 010–89535836
维 权 打 假 010–64405753

微信服务号 zgzyycbs
微商城网址 https://kdt.im/LIdUGr
官 方 微 博 http://e.weibo.com/cptcm
天猫旗舰店网址 https://zgzyycbs.tmall.com

如有印装质量问题请与本社出版部联系（010–64405510）

传承精华
守正创新

习近平语

连连伟书

李克辉　男　八十岁　二〇一四年八月廿三日诊

小溲频数，一夜六七行，量少而难出。西医诊
为膀胱之病，小便排不空，膀胱变形。诊得右关脉
有力，左关脉弦，尺脉沉，苔根腻。当补其肾之阴阳，
助膀胱之气化。

生地30　熟地30　山药30　山萸30　丹皮15　茯苓30　泽泻15

肉桂5　制附子5　枸杞子30　当归30　车前子30包　怀牛膝30

拾肆剂

连建伟书方

沈仲圭先生　七九歲　五七九年五月廿日診

外感甫愈又發熱，自服蓋發搭被陽加減，其熱退，

而復發熱依然，發熱多在午後、晚上，體溫不甚高，

晨暮則熱退，口乾咽燥但不渴飲，咳嗽頻作，

痰多色白小便黃少。經X光攝片診斷為大葉性

肺炎，已注射青鏈黴素五天，未見顯效，形體消

瘦，舌苔白膩，脈濡。此為痰蟲咳嗽，因為手足廑

年力扶邪，故發熱一不甚。左廑為其本，疫熱為其

標，宣泄食當亏，當先治其標，清此療，熱不查也。

蘆根X　杏仁X　生苡仁X　冬瓜子X花

甘草X　白通炒X　淡竹葉X　參劑

連連偉濠方

倪左　三十五歲　一九六〇年十二月首診

两年来双侧腋下及股胯间淋巴结肿，大者如核桃，小者如黄豆，此起彼伏，坚硬疼痛，虽经中西医治，不断继续增，未见明显疗效，刑体瘦削，脉大虚弦，舌红苔薄黄。此属阴亏血燥，灼津为痰，痰火凝结於厥阴经隧肺而成瘰疬。拟宜滋阴凉血，化痰散结。

玄参三钱　川贝母三钱　牡蛎四钱　生地四钱
当归二钱　赤芍二钱　丹皮二钱　夏枯草五钱
连翘三钱　青皮二钱　紫丹参三钱　括剧

希每日以海蜇头荸荠（地栗）煎汤代茶饮

连建伟拟方

洪左　三十五歳　二〇〇三年一月二二日診

黄疸一月餘，病起惡寒，小便黄赤如將至油、於肝
為病為濕戊聖斯是。現巩膜、顏面四肌膚深黄、小
溲黄少，大便艱乾，口苦，舌紫黯，苔黄膩，脉未左関弦、
右関實。治宜清熱利濕、此瘰退黄。

茵陳丑　黑山梔丑　製大黄三　猪苓三
赤苓三　蒼朮三　澤泻三　車前子三（包煎）
碧玉散丑（包煎）　平地木丑　虎杖根三
赤芍三　丹参三

柒劑

造建偉書方

柳右　三十五歲　一九八七年十月首診

咳嗽已半年月，午後無痰，咽燥、胸痛，脈遲，舌苔
薄膩，質偏紅。此屬時令燥咳，用經鎮咳其效
瓜蔞散。以其胸痛日久，加入補腎之品，從重
水相生，土燥而子好戀。

川貝以方研吞　瓜蔞皮生　天花粉生
桔梗五　生甘州五　火橘紅五　茯苓生
南沙參三　杏仁五　當歸三
六味地黃丸五包煎

陸劑

　　　　達達偉寡方

吴右　三十岁　丁亥　十一月廿日诊

三日来恶寒头痛，咳嗽喘促，脉浮苔白，此为寒邪伤于

太阳而动肺饮，证宜解表化饮，小

青龙汤加味主之。

麻黄三分　桂枝三分　北细辛一个　制半夏三钱

干姜五分　炒白芍二钱　炙甘草三分　五味子九分

炒白术四钱　炙紫菀二钱　炙款冬三钱　会剂

连进伟霞方

車右　廿六歲　一九七三年一月九日診

瀉下日數拾行，里急後重，少腹絞痛，肢冷

畏寒，納食不進，服西藥氯霉素、痢特灵三日

不效。苔厚略黄，肺弦沉細。中陽困頓，積滯不

去。唯有宗溫下之法，溫脾陽而為積滯。

製附子五　肉桂个　干姜五　炙甘草五

製厚朴五　炒枳實五　生大黄五而後下

廣木香五　檳榔五　山楂炭廿

武利

速速偉書方

自 序

　　方剂学是研究治法与方剂配伍规律及其临床运用的一门学科，是中医主干基础课程之一。1978 年，本人考取北京中医学院（今北京中医药大学）首届中医基础理论方剂学专业研究生，有幸入方剂学泰斗王绵之教授（时任北京中医学院方剂学教研室主任）门下，从事《方剂学》的教学研究。1980 年底，本人研究生毕业后到浙江中医学院（今浙江中医药大学）执教《方剂学》，迄今已达三十九年。

　　三十九年来，本人历任浙江中医学院（今浙江中医药大学）方剂学教研室讲师、方剂学教研室主任、副教授、基础部副主任、基础部主任、教授、博士研究生导师、副校长等职。并于 2006 年起任中华中医药学会方剂学分会主任委员，2014 年起任中华中医药学会方剂学分会名誉主任委员。始终兢兢业业，从事《方剂学》的教学一线工作，为《方剂学》的教学、临床、科研尽了自己的一份心力。

三十九年来，本人为各年级的成教生、专科生、本科生、研究生、留学生、西学中班学生等讲授《方剂学》，把每一次授课均看作是第一次上讲台，日以继夜，悉心备课，每有发现教材中的撰述未清、语犹未尽、言可商榷之处，必在《方剂学》教材该页写下批语。在备课时，脑海中时或涌现对历代名方之心悟，或忆及古圣先贤、良师益友对方剂之独特见解，亦每每书之于相关书页之上方或旁侧。跬步不休，积少成多，三十九年来，陆续写下的批注已近十余万言。

十年前，本人就有心将这些《方剂学》批注整理结集成文，惜因其内容较为散碎，又兼教务、诊务繁忙，终搁置一旁。事缓则圆，2017年黑龙江中医药大学刘爽博士来我校第三附属医院工作，并由医院安排随我临证学习二年。刘爽博士热爱中医、认真好学，并向我表达了愿意协助我整理医著之心愿。故本人将历年来所讲授的各版《方剂学》教材交付于她，请她将散在历版《方剂学》教材中的批注一一录出，整理成文。其中包括：四版教材《方剂学》，广州中医学院主编，上海科学技术出版社，1979年8月第1版；五版教材《方剂学》，许济群主编，上海科学技术出版社，1985年6月第1版；六版教材《方剂学》，段富津主编，上海科学技术出版社，1995 年 6 月第 1 版；七版教材《方剂学》，邓中甲主编，中国中医药出版社，2003 年 1 月第 1 版。刘爽博士每打印出部分批注即及时送至本人审阅修正，自此通力合作，历时一年，终于集腋成裘，完成了本书。

为使读者更好地理解并掌握历代名方的精髓，本书在整体结构上按五版教材《方剂学》的各章节顺序排列，无批注的章节或方剂内容则不赘录。《方剂学》原书文字及本人批注用黑、红两种颜色区别，以利阅读。

批注，古已有之，然将其集结成书者则鲜见。所谓入门正则始终正，但愿本书能为广大中医药临床、教学工作者，广大中医药学子提供帮助，使他们在中医方剂学的学习过程中坚守正道，少走弯路，则吾愿足矣！

连建伟于杭州无我斋

2019 年 10 月 5 日

目 录

绪　言

　　要在辨证的基础上，掌握理法这个前提，才能把方讲活，又能抓住纲。前人常说："辨证明理，方从法立。"就是提出理法对于方剂的统率作用。这一点当引起足够重视，而方剂的本身规律，恰恰就在于此。有人说成是"以法统方""以法统药"。这是能够教好、学好方剂，能与人规矩的。（丁光迪.与人规矩——谈方剂课的教学体会.浙江中医学院学报，1986，（2）：38-40.）

　　中医讲"医者，意也"，下面还有一句"唯思之精者得之"。所谓"意"，不是任意胡为，不是随心所欲，而是在医道里面经过深思熟虑的人，才有所得，才能有所创新，才能真正达到中医所主张的圆机活法。（王绵之.遣药组方的原则性与灵活性.天津中医学院学报，1986，（4）：17）

　　什么是方剂？

（1）方：药方，单方。《庄子·逍遥游》："客闻之，请买其方百金。"

（2）方家：医家，医生。医以方剂治疾，故称。《唐六典·尚药局》："凡合药宜用一君三臣九佐，此方家之大经也。"

（3）方书：医书。唐·白居易《病中逢秋招客夜酌》诗："合和新药草，寻检旧方书。"

（4）方剂：药方，处方。《新唐书·甄权传·附许胤宗》："脉之妙处不可传，虚著方剂，终无益于世。"

（5）剂：调节，调和。配合而成的药叫剂。《后汉书·刘梁传》："和如羹焉，酸苦以剂其味。"《左传》剂作"齐"。齐、剂为古今字。《左传·昭公二十年》："齐之以味。"

（6）多种物品配合在一起。如药剂。《三国志·魏·华佗传》："又精方药，其疗疾，合汤不过数种，心解分剂，不复称量。"

（7）《说文·刀部》："剂，齐也。从刀从齐。"《说文·齐部》："齐，禾麦吐穗上平也，象形。"剂，本作齐，甲骨文作◆◆◆，象麦穗平整，引申为有规律的也叫剂。所以根据药物性味和配伍原则组成的方药叫"剂"。

《黄帝内经》约成书于春秋战国时期，是最早的中医理论经典著作，虽载方只有13首，但在剂型上已有汤、丸、散、膏、丹、酒之分，并总结出有关辨证、治则、治法、组方原则等理论，为方剂学的形成和发展奠定了理论基础。如半夏秫米汤、兰草汤。

东汉张仲景"勤求古训，博采众方"，著《伤寒杂病论》，共收载方剂314首，现《伤寒论》113方，《金匮要略》262方，两书重复之方未去除。组织严谨，用药精当，疗效卓著，被后世誉为"方书之祖"。

北齐徐之才著《药对》，将药物按功效归类成宣、通、补、泄、轻、重、滑、涩、燥、湿十种，十种是从药物功用而言。宋代赵佶在《圣济经》里将十种演化成十剂，十剂是从治法方剂而言。为后人以治法分类方剂提供了理论基础。

宋代《太平圣惠方》成书于932年，100卷，载方16834首。该书首详诊脉辨阴阳虚实法，次序处方用药的法则，然后按类分叙各科病证，随列诸方。是由国家组织编写的第一部方书。

《太平惠民和剂局方》是宋代官府药局成药配方范本，初刊只载方297首，后经多次重修，增补到788首，一千年前，日本有《医心方》，保留了中国的不少古籍。所收录的方剂都是"天下高手医各以得效秘方进，下太医局试验"，如逍遥散。而后颁行全国，这是我国历史上第一部由政府编制的成药药典。

金元时期，由于刘、张、李、朱四大医家的出现，产生了不同流派的学术争鸣。刘完素（1130—1210），金代河间人善用寒凉，著《宣明论方》；张从正字子和，金代睢州（今河南兰考县）人擅长攻下，著《儒门事亲》成书约1228年，刊于1262年；李杲（1180—1251），晚年号东垣老人，金代真定（今河北正定）人专于补土，著《脾胃论》；朱震亨（1281—1358），元代义乌人主张滋阴，著《丹溪心法》等。

第一章　方剂与治法

第一节　方剂与治法的关系

方者，法也。剂者，和也，齐也。

治则是指导治疗疾病的总的原则，是用以指导治法的，如治病求本，急则治标，缓则治本等。治法是治疗疾病的具体方法，如虚者补之，寒者热之等。

治法是在积累了相当医疗经验的基础上总结而来，是后于方药形成的一种理论。但是，当治法已由经验总结上升为理论之后，就成为遣药组方和运用成方的指导原则。治法确定以后，就成为指导临床运用方剂或创制新方的重要原则。

"论治"就是在辨证清楚的基础上，对该病确定恰当的治疗方法，在治法的指导下选用适宜的药物组成方剂。方剂组成后，它的功用、主治必须而且一定是与治法相一致的。治法是组方的依据，方剂是治法的体现，即"方从法出""法随证立""方即是法"。方是从属于法的，治法是方剂的根据，方剂是治法的体现，不能有法无方。方以药成，以法统方。

第二节　常用治法

《素问·阴阳应象大论》云："形不足者，温之以气，精不足者，补之以味。其高者，因而越谓越扬也。（王冰）之；其下者，引谓泄引也。（王冰）而竭之；中满者，泻之于内。谓腹内。（王冰）其有邪者，渍形以为汗，其在皮者，汗而发之。"

"八法"，就是清代程钟龄根据历代医家对于治法的归类总结而来的。程氏在《医学心悟》中说："论病之源，从内伤外感四字括之。论病之情，则以寒热虚实表里阴阳八字统之。而治病之方，则又以汗、和、下、消、吐、清、温、补八法尽之。"可见八法的制定是以八纲辨证为依据的。

（1）汗法：通过宣发肺气，调畅营卫，开泄腠理等作用，使在肌表的外感六淫之邪随汗而解的一种治法。汗者，散也。（程钟龄）汗出标志着腠理开，腠理，皮肤之纹理也，即毛孔也。营卫和，肺气畅，血脉通，从而能祛邪外出。

（2）吐法：通过涌吐，使停留在咽喉、胸膈、胃脘等部位的痰涎、宿食或毒物从口中吐出的一种治法。吐法能引邪上越，宣壅塞而导正气，在吐出有形实邪的同时，往往汗出。

（3）下法：通过荡涤肠胃，泻出肠中积滞，或积水、瘀血，凝聚成紫黑色的瘀血。使停留于肠胃的宿食、燥屎、冷积、瘀血、结痰、停水等从下窍而出，以祛邪除病的一种治疗方法。

（4）和法：通过和解或调和的作用以祛除病邪为目的的一种治法。调和是调整人体功能，使之归于和平之意。其于不内不外，半表半里，既非发汗之所宜，又非吐下之所对，是当和解则可矣。是和里解表之意。戴北山所说："寒热并用之谓和，补泻合剂之谓和，表里双解之谓和，平其亢厉之谓和。"戴北山所言针对寒热错杂虚实并见或病在半表半里，病势严重者。适用于脏腑气血不和，或寒热混杂，或虚实互见的病证。凡邪在少阳、募原，以及肝脾不和，肠寒胃热，气血失调，营卫不和等致病时，都可用和法，和解少阳，调和肝脾，调和肠胃，分消上下。针对湿热邪留三焦而设。有寒热、虚实、表里等两方面的病情，故需要和。单方面则不必调和。

（5）温法：通过温中、祛寒、回阳、通络等作用，使寒邪去，阳气复，经络通，血脉和，适用于脏腑经络因寒邪为病的一种治法。《医学心悟》中说："温者，温其中也。中，即里。

脏受寒侵，必用温剂（法）。"

（6）清法：通过清热、泻火、凉血等方法，使在里之热邪得以解除的一种治疗方法。适用于里热证。

（7）消法：通过消食导滞和消坚散结作用，对气、血、痰、食、水、虫等积聚而成的有形之结，使之渐消缓散的一种治法。*魏长春："还其所固有，祛其所本无。"消法毕竟是克伐之法，若无实证，应当忌用。*

（8）补法：通过补养的方法，恢复人体正气的一种治法。补法有补气、补血、气血双补、补阴、补阳、阴阳并补，尚有峻补、平补、温补、清补以及"虚则补其母"等法。

一法之中，八法备焉；八法之中，百法备焉。（《医学心悟》）

运用之妙，存乎一心。（岳飞）

医者意也，意是科学的思维。（裘沛然）

辨证论治在把握群体共同规律的同时，更重视人体差异和疾病因时、因地之异，以个体化治疗为临床操作的最高层次，医家则以灵活运用治法和创造新的治法为最高境界，即所谓的圆机活法与法无定法。为此，中医在辨证论治时，除运用模式思维外，还有赖于"悟性思维"，即"医者意也"。发挥医生的创造性，能动而灵活地运用治法，曲尽其妙。（孟庆云．论中医的治法．中国中医药报，2002-2-27（3））

第二章　方剂的分类

　　方剂的分类，历代不一。有以病证分类，包括病因分类，有以脏腑分类，有以组成分类，有以治法分类。《素问·至真要大论》："病有盛衰，治有缓急，方有大小。"

　　以病证分类的首推《五十二病方》，该书记载了 52 类疾病，医方 283 首，但组成简单，部分病名、药名已无从查考，现已基本不具有临床指导意义。汉·张仲景《伤寒杂病论》辨××病脉证并治、唐·王焘《外台秘要》、宋代的《太平圣惠方》、明代的《普济方》、清代的《张氏医通》《兰台轨范》等，都是按病证分类方剂的代表作。这种分类方法，便于临床以病索方。

　　脏腑分类亦系病证分类之属，只是首列脏腑，下分病证，代表著作有《备急千金要方》如肾脏。病因分类亦属病证分类，是以病因为纲，分列诸证。

七方说：始于《内经》。《素问·至真要大论》有："君一臣二，制之小也；君一臣三佐五，制之中也；君一臣三佐九，制之大也。""君一臣二，奇之制也；君二臣四，偶之制也；君二臣三，奇之制也；君二臣六，偶之制也。""补上治上，制以缓，补下治下，制以急；急则气味厚，缓则气味薄。"补上治上制以缓，欲其留布上部也，补下治下制以急，欲其直达下焦也。故欲急者，须气味之厚。欲缓者，须气味之薄……唯缓急厚薄得其宜，则适其病至之所，而治得其要矣。（吴仪洛《成方切用》）至金人成无己在《伤寒明理药方论·序》中说："制方之用，大、小、缓、急、奇、偶、复，七方是也。"才明确提出"七方"的名称，并将《内经》的"重"改为"复"，"七方"是最早的方剂分类法。沈仲圭说："复，重复之义，两证并见，则两方合用，数证相杂则化合数方而为一。复方乃大剂，期于去病矣。"十剂说：原是按功用归类药物的一种方法。《本草纲目》在序例中说："徐之才曰，药有宣、通、补、泄、轻、重、涩、滑、燥、湿十种。"宣可去壅如瓜蒂、通可去滞如通草、补可去弱如人参、泄可去闭如大黄、轻可去实如麻黄、重可去怯如磁石、滑可去着如滑石、涩可去脱如龙骨、燥可去湿如苍术、湿可去枯如麦冬。十剂说始于唐·陈藏器《本草拾遗》序例，见宋·唐慎微《证类本草》序例，掌禹锡按。掌氏于1057

年撰成《嘉祐本草》。《证类本草》撰于 11 世纪末，以《嘉祐补注神农本草》为基础，总统了北宋以前的药物学成就。与《圣济经》同时代的《本草衍义》于"十剂"外增加寒、热二剂。《本草衍义》："寒可去热，大黄、朴硝之属是也；热可去寒，附子、桂之属是也。"明·张景岳"类为八阵，曰补、和、攻、散、寒、热、固、因"。补其不足，调和偏胜，攻其有余，散其外邪，寒凉清热，温热散寒，固其滑脱，因证立方。清·汪昂著《医方集解》开创了新的功能分类法。功能分类亦即治法分类。

第三章　方剂的组成

通过合理的配伍，增强或改变其原有的功用，调其偏性，制其毒性，如小半夏汤治水饮呕吐，用半夏配生姜；左金丸治肝火犯胃，用黄连配吴萸。消除或减缓其对人体的不利因素，使各具特性的药物发挥综合作用，所谓"药有个性之专长，方有合群之妙用"。

关于组方的原则，过去教材所写的容易产生某种误解，即认为组成原则是君、臣、佐、使，实际上不单纯是这样。我们概括成一句话，叫"方从法出，法随证立"，指导遣药组方的是治法，而治法是通过辨证得出来的，是环环相扣的。治法和证是针锋相对。在辨证立法的基础上选择合适的药物，按君、臣、佐、使的配伍组成方剂。方剂主要应从法从证，只有这样，这个方才有效。（王绵之.遣药组方的原则性与灵活性.天津中医学院学报，1986，（4）：13）

药有个性之特长，有利亦有弊。方有合群之妙用，有利而无弊。

第一节　组方原则

应为"组成形式"（成都中医学院陈潮祖）或"组成结构"（北京中医学院李庆业）。

方剂组成的原则，最早见于《内经》。如《素问·至真要大论》："主病之为君，佐君之为臣，应*相应*，适合臣之为使。"*必须针对性强，组织严谨，方义明确，重点突出，做到多而不杂，少而精要。*

君药：即针对主病或主证起主要治疗作用的药物，是方剂组成中不可缺少的主药。*一般君药只有一二味，用量比较大。*

臣药：①辅助君药加强治疗主病或主证的药物；②针对兼病或兼证起主要治疗作用的药物。

佐药：①佐助药，即配合君、臣药以加强治疗作用，或直接治疗次要症状的药物；②佐制药，即用以消除或减弱君、臣药的毒性，或能制约君、臣药峻烈之性的药物；③反佐药，即病重邪甚，可能拒药时，配用与君药性味相反而又能在治疗中起相成作用的药物。

反佐药要用少量。王绵之:《素问·至真要大论》云:"奇之不去则偶之,是谓重方。偶之不去则反佐以取之,所谓寒热温凉,反从其病也。""反从其病"即寒病用寒凉药,热病用温热药,不仅要用其相反,还要用其相成。反佐药要用少量,才不致喧宾夺主。

使药:①引经药;②调和药。

综上,必须针对性强,组织严谨,多而不杂,少而精要。

第二节　组成变化

方剂的组成既有严格的原则性,又有极大的灵活性。结合患者的病情、体质、年龄、性别与季节、气候,以及生活习惯等,如附子,川人多用至30～125克,江浙则常用3～10克。灵活化裁,加减运用。做到"师其法而不泥其方"。法无定法。

1.药味增减变化

成方加减时,不可减去君药,否则就不是某方加减,而是另行组方。

三拗汤不重在解表,而在宣肺平喘,故三拗汤中,麻黄不去节,为发中有收,不至于过汗;杏仁不去皮尖,为发中有涩，不至于过宣；甘草生用，取其清热解毒，使麻黄不致过于温散。

2.药量增减变化

方剂的不传之秘在量上。（恽铁樵）

古今剂量不同，不能用今之度量衡折算一千七百年前之度量衡。

3.剂型更换变化

丸者缓也，煎者急也。

亦有药味与药量变化合并使用。如麻黄汤：麻黄三两，桂枝二两，杏仁七十个，炙甘草一两，主治外感风寒实证。麻杏石甘汤：麻黄四两，石膏半斤，杏仁五十个，炙甘草二两，主治风寒郁而化热，肺中热盛。

第四章　剂型

决定酒剂的关键一是处方，二是酒的质量。（王绵之）

第五章　煎药法与服药法

第一节　煎药法

第二节　服药法

　　余2000年9月2日参访台湾高雄餐饮学院，其校史馆墙上有考证云：后汉一斤，合223公克；后汉一升，合198公撮，唐、宋、元、明、清一斤，合597公克；民国一斤，合500公克。现在台湾一斤，合600公克。（连按2000–11–15）

　　汉代：1分=6铢，1两=24铢。10分合今7.5克，1分合今0.75克。

第六章　解表剂

概念：凡用解表药为主组成，具有发汗、解肌、透疹等作用，可以解除表证的方剂，统称解表剂。

表证：病在浅表的证候。多见于外感病初期，肺卫受邪，症见恶寒、发热、头痛、鼻塞、舌苔薄白、脉浮等。尤以恶寒为表证特点。表证又分表寒、表热、表虚、表实。程钟龄："汗者，散也。"

《素问·阴阳应象大论》说："其在皮者，汗而发之。""因其轻而扬之。"轻者发扬则邪去。（王冰）

第一节　辛温解表

辛以发散，温以祛寒。

1. 麻黄汤《伤寒论》

【组成】麻黄三两，去节　桂枝二两，去皮　杏仁七十个，去皮尖
甘草一两，炙

【用法】上四味，以水九升，先煮麻黄减二升，去上沫，
内诸药煮取二升半，去滓，温服八合，覆取微似汗，不须啜
粥，余如桂枝法将息。

【运用】①夺血者无汗，汗血同源。②汗与津液、血、气
同源异流，辛温发汗，津血阳气更虚，故禁忌较多。

【附方】

（1）麻杏苡甘汤《金匮要略》：主治风湿一身尽疼，发热，日
晡申时，下午3～5点所剧者。下午属阴，湿为阴邪，旺于阴
分，故日晡所剧。

（2）三拗汤《太平惠民和剂局方》：与麻黄汤炮制法相反，即
麻黄不去节，杏仁不去皮尖，甘草不炙，故名三拗。

（3）华盖散《太平惠民和剂局方》：即三拗汤加降气平喘化
痰药。

（4）大青龙汤《伤寒论》：系由麻黄汤加重麻黄用量，再加
石膏、姜、枣而组成，《伤寒论》第三十八条说："若脉微弱，
汗出恶风者，不可服之。服之则厥逆，筋惕肉瞤，此为逆也。"
外感风寒之表证，当用桂枝汤，不可用大青龙，误用则汗多

亡阳。

【文献摘要】《本草纲目》："麻黄乃肺经专药，故治肺病多
用之。张仲景治伤寒无汗用麻黄，有汗用桂枝……津液为汗，
汗即血也。在营则为血，在卫则为汗。夫寒伤营，营血内涩，
不能外通于卫，卫气闭固，津液不行，故无汗发热而憎寒。夫
风伤卫，卫气外泄，不能内护于营，营气虚弱，津液不固，故
有汗发热而恶风。"此麻黄汤与桂枝汤之辨别也（在病因病机方
面），参见李时珍之解释。

2. 桂枝汤《伤寒论》

【组成】桂枝三两，去皮　芍药三两　甘草二两，炙　生姜三两，
切　大枣十二枚

【用法】上五味，㕮咀，以水七升，微火煮取三升，去滓，
适寒温，服一升。服已须臾，啜热稀粥一升余，以助药力。温
覆令一时许，遍身漐漐作持续讲微似有汗者益佳，不可令如水
流漓，病必不除。若一服汗出病瘥，停后服，不必尽剂；若不
汗，更服如前法；又不汗，后服小促其间，半日许，令三服
尽。若病重者，一日一夜服，周时观之，服一剂尽，病证犹在
者，更作服；若汗不出，乃服至二三剂。禁生冷、黏滑、肉、
面、五辛、五种辛味的蔬菜。一般指葱、薤、韭、蒜、兴蕖

（也作阿魏，即芜荽）。佛教徒按戒律不许吃五辛。也作五荤。酒酪、恶臭等物。

【功用】解肌发表，调和营卫。卫在脉外，营在脉中。

【方解】乃攘外安内之剂。（刘渡舟）

【运用】对于表实无汗，或表寒里热，不汗出而烦躁，以及温病初起，见发热口渴，咽痛脉数者，皆不宜使用。桂枝下咽，阳盛则毙。

【附方】

（1）桂枝加桂汤《伤寒论》：治奔豚，气从少腹上冲心胸。桂枝能降冲气。

（2）桂枝加葛根汤《伤寒论》：治太阳病，项背强几几，鸟伸颈貌，音殊殊。反汗出恶风。余治杭州制药二厂周工程师之妻外感，恶风发低热，汗出，项背强，用此方四帖而愈，0.12元一帖。此1985年底之事也。

3. 九味羌活汤王好古《此事难知》卷上引张元素方

王好古，元代医学家，从张元素和李东垣学医。

【组成】羌活　防风　苍术各一钱半　细辛五分　川芎　白芷　生地黄　黄芩　甘草各一钱

【用法】上九味，㕮咀，水煎服，若急汗热服，以羹粥投之，与桂枝汤服法相似。若缓汗温服，而不用汤投之也。

【方解】太阳：羌活、防风；阳明：白芷；少阳：黄芩；太阴：苍术；少阴：细辛、生地黄；厥阴：川芎。正如汪昂所说："药备六经，治通四时。"

方中用生地黄，因汗本于阴，汗化于液，生地补阴即是托邪之法。

易老解利（伤寒）法："立此法，使不犯三阳禁忌。"易老，即易水老人张元素。

4. 香薷散《太平惠民和剂局方》

【组成】香薷一斤　白扁豆微炒　厚朴姜制，各半斤

【用法】上为粗末，每三钱（9克），水一盏，入酒一分，煎七分，去滓，水中沉冷。使药无格拒，免致饮入作吐。香薷热饮有一股怪味，要呕吐，故香薷一定要冷服。（李飞，1994-4-10在郑州传）连吃二服，随病不拘时。

【方解】香薷为夏月之麻黄。入酒应是白酒，能散寒湿少许同煎，意在增强散寒通经之力。

【运用】常用于夏季感冒。亦可用治现代之空调病。

香薷散治暑令之寒湿，新加香薷饮治寒湿兼清暑热。新加香薷饮证有"口渴面赤"，此乃受暑之的据，先受暑热，再因贪

凉受寒湿，才用新加香薷饮。

5. 小青龙汤《伤寒论》

名小青龙者，以龙为水族，大则可以兴云致雨，飞腾于宇宙之间；小则亦能治水驱邪，潜隐于波涛之内耳。（张秉成《成方便读》）

【组成】麻黄三两，去节　芍药三两　细辛三两　干姜三两　甘草三两，炙　桂枝三两，去皮　半夏半升，洗　五味子半升

【用法】上八味，以水一斗，先煮麻黄，减二升，去上沫，内诸药，煮取三升，去滓，温服一升。

细辛作汤剂可用到 9 克，作散剂不可超过 3 克。（段富津）

【主治】身体疼重，四肢浮肿：溢饮主症。《金匮要略·痰饮咳嗽病脉证并治》："饮水流行，归于四肢，当汗出而不汗出，身体疼重，谓之溢饮。"

《伤寒论·辨太阳病脉证并治中》："伤寒表不解，心下有水气。"心下指肺。

【方解】组方特点：细辛、干姜配五味子。徐灵胎批《临证指南医案》有云。

【附方】小青龙加石膏汤《金匮要略》：即小青龙汤加石膏二两。蒲辅周用治小儿肺炎。

6. 止嗽散《医学心悟》

【组成】桔梗炒　荆芥　紫菀蒸　百部蒸　白前蒸，各二斤
甘草炒，十二两　陈皮去白，一斤

【用法】共为末，每服三钱（9克）开水调下，食后，临卧
服，初感风寒，生姜汤调下。

【运用】本方用于治疗多种咳嗽，尤其适用于治疗外感咳
嗽较久的病证。阴虚劳嗽或肺热咳嗽者不宜用。亦可用，但贵
在加减耳。阴虚内伤咳嗽，配六味地黄丸，止嗽散去荆芥，加
知母、贝母。

7. 加味香苏散《医学心悟》

【组成】紫苏叶一钱五分　陈皮　香附各一钱二分　炙甘草七分
荆芥　秦艽　防风　蔓荆子各一钱　川芎五分　生姜三片

【用法】上剉一剂，水煎，温服，微覆似汗。

【方解】本方即香苏散加荆芥、防风、秦艽、川芎、蔓荆
子、生姜。方中荆、防解表，秦艽祛风治身疼，川芎、蔓荆子
活血疏风治头疼，生姜散寒。

【附方】

（1）香苏散《太平惠民和剂局方》：主治四时瘟疫感冒。此为
《局方》之言，实为治外感风寒内有气滞之证。

（2）香苏葱豉汤《通俗伤寒论》：**四版教材载出自《医门法律》，查《医门法律》无此方，确为《通俗伤寒论》方，主治形寒身热，头疼无汗，胸脘痞闷，不思饮食，脉缓，苔白。**

8.羌活胜湿汤《内外伤辨惑论》

【组成】羌活　独活各一钱　藁本　防风　甘草炙　川芎各五分　蔓荆子三分

诸子皆降，蔓荆独升。

【用法】上叹咀，都作一服，水二盏，煎至一盏，去滓，大温服，空心食前。

第二节　辛凉解表

1.银翘散《温病条辨》

【组成】连翘一两　银花一两　苦桔梗六钱　薄荷二钱　竹叶四钱　生甘草五钱　荆芥穗四钱　淡豆豉五钱　牛蒡子六钱

【用法】杵为散，每服六钱（18克），鲜苇根汤煎，香气大出，即取服，勿过煮。肺药取轻清，过煮则味厚而入中焦也。病重者约二时一服，日三服，夜一服；轻者三时一服，日二服，夜一服；病不解者，作再服。**轻清上浮，治上焦如羽，非**

轻不举。

【方解】温热病邪多夹秽浊之气。所谓秽浊之气，系指温邪多从口鼻而入，通过空气传播。

薄荷辛凉，发汗解肌，散风热清头目，荆芥、豆豉虽属辛温之品，但温而不燥，与薄荷相配，可增强辛散解表之功，且少量荆、豉与大量银、翘配伍，温性已被大队凉药所监制。

现《中国药典》所载豆豉炮制法均是辛凉的（用桑叶、青蒿炮制），吴鞠通时代豆豉是辛温的，有所区别。（李飞，1994-4-10 传）

牛蒡子：利咽；竹叶：使肺热从小便排出。

【文献摘要】《温病条辨》："纯然清肃上焦，不犯中下……有轻以去实之能，用之得法，自然奏效。"后有"此叶氏立法，所以迥出诸家也"。故银翘散实为叶天士方。

2. 桑菊饮 《温病条辨》

辛凉轻剂。

【组成】桑叶二钱五分　菊花一钱　杏仁二钱　连翘一钱五分 薄荷八分　苦桔梗二钱　生甘草八分　芦根二钱

【用法】水二杯，煮取一杯，日二服。

【主治】治太阴风温。

【方解】甘草合桔梗利咽。

【文献摘要】《温病条辨》："风温咳嗽，虽系小病，常见误用辛温重剂，销铄肺液，致久咳成痨者，不一而足。"伤寒不醒便成劳。

3. 麻黄杏仁甘草石膏汤《伤寒论》

【组成】麻黄四两，去节　杏仁五十个，去皮尖　甘草二两，炙石膏半斤，碎、绵裹

【用法】以水七升，先煮麻黄减二升，去上沫，内诸药煮取二升，去滓，温服一升。

【方解】用于风寒化热，或风热犯肺，以及内热外寒，所谓寒包火者。但见肺中热盛，身热喘咳，口渴脉数，无论有汗、无汗，便以本方加减治疗，都能获效。

麻黄：开；杏仁：降；甘草：和；石膏：清。

4. 柴葛解肌汤《伤寒六书》

一名干葛解肌汤，又名葛根汤。《伤寒六书》，明·陶华（字节庵）著，约成书于15世纪中期。

【组成】柴胡　葛根　甘草　黄芩　羌活　白芷　芍药桔梗原书无分量

【用法】水二盅，姜三片，枣二枚，《杀车槌法》加石膏末一钱，煎之热服。加石膏末一钱清阳明。

【主治】乃三阳合病也。恶寒渐轻太阳，身热增盛阳明，无汗头痛太阳，目疼鼻干阳明，心烦不眠少阳，嗌干耳聋少阳，眼眶痛阳明。

目疼鼻干阳明——《灵枢·经脉》："胃足阳明之脉起于鼻……下循鼻外。"《灵枢·经别》："足阳明之正……还系目系。"

【方解】柴、葛均能解肌表之邪，柴胡兼入少阳，葛根兼入阳明，体现三阳并治。

【文献摘要】《医宗金鉴·删补名医方论》："此方得之葛根、白芷，解阳明正病之邪，羌活解太阳不尽之邪，柴胡解少阳初入之邪。佐膏、芩治诸经热，而专意在清阳明。佐芍药敛诸散药而不令过汗，桔梗载诸药上行三阳，甘草和诸药通调表里。"此方论极详明！

5. 升麻葛根汤《阎氏小儿方论》

宋·阎孝忠著，其为钱乙的学生。又云此方出自董汲《小儿斑疹备急方论》，但方名为升麻汤，组成用法与升麻葛根汤相同，乃异名同方也。

【组成】升麻　葛根　芍药　炙甘草各等分

【用法】同为细末，每服四钱（12克），水一盏半煎至一盏，量大小与之，温服无时。

【主治】麻疹：俗称痧子。时行：有传染性和流行性的时令病，古称时行。

目赤流泪：眼泪汪汪，并非真流泪也。

【方解】芍药当用赤芍，取凉血泄热之效。麻疹由内发于外，病在阳明肌肉，升麻、葛根入阳明胃经，既清阳明热毒，又透发麻疹。芍药、甘草也有凉血、解毒、和中之效。

6. 竹叶柳蒡汤《先醒斋医学广笔记》

明·缪希雍（字仲醇）著。

【组成】西河柳五钱　荆芥穗一钱　葛根一钱五分　蝉蜕一钱　炒牛蒡一钱五分　知母一钱　薄荷叶一钱　玄参二钱　甘草一钱　麦冬三钱　竹叶三十片

西河柳：又名三春柳、红柳、垂丝柳、观音柳、柽柳，《本经逢源》称"其功专发麻疹"。甚者加石膏五钱，冬米一撮。冬米，即过冬的陈粳米。

【用法】水煎服。

【主治】痧疹透发不出，喘嗽，烦闷躁乱，咽喉肿痛者。

【方解】治痧疹发不出，喘嗽，烦闷，躁乱；西河柳叶，风干，为细末。水调四钱，顿服，立定。此神秘方也。(《先醒斋医学广笔记·痧疹续论》)

痧疹……治法当以清凉发散为主。药用辛寒、甘寒、苦寒以升发之。辛散如荆芥穗、干葛、西河柳、石膏、鼠粘子；清凉如玄参、薄荷、竹叶；甘寒如麦门冬，生甘草。(《先醒斋医学广笔记·痧疹论并治法》)本方再加蝉蜕辛散，知母清凉是也。

7. 葱豉桔梗汤《通俗伤寒论》

【组成】鲜葱白三枚至五枚　苦桔梗一钱至钱半　焦山栀二钱至三钱　淡豆豉三钱至五钱　苏薄荷一钱至钱半　青连翘钱半至二钱　生甘草六分至八分　鲜淡竹叶三十片

【用法】水煎服。

【方解】即葱豉汤合栀子豉汤加银翘散之一半（连翘、薄荷、竹叶、桔梗、甘草），旨在解表清热。

第三节　扶正解表

1. 败毒散《小儿药证直诀》

一名人参败毒散。《医宗金鉴》名"活人败毒散"，云："烦热口干，加黄芩。"

《医方考》云："培其正气，败其邪毒，故曰败毒。"《医方集解》云："疏导经络，表散邪滞，故曰败毒。"

【组成】柴胡　前胡　川芎　枳壳　羌活　独活　茯苓　桔梗　人参各一两　甘草半两

【用法】上为末，每服二钱，入生姜、薄荷煎。

【方解】喻嘉言以本方治疗外邪陷里而成之痢疾，称为"逆流挽舟"法，即使陷里之邪还从表出而愈。

【文献摘要】《医宗金鉴·删补名医方论》："汗之发也，其出自阳，其源自阴。故阳气虚，则营卫不和而汗不能作；阴气弱，则津液枯涸而汗不能滋。但攻其外，不顾其内可乎？表汗无如败毒散、羌活汤……是败毒散之人参，与冲和汤之生地，人谓其补益之法，我知其托里之法。发中带补，真元不至于耗散，施之于东南地卑气暖之乡，最为相宜，此古人制方之义。"妙论。冲和汤即九味羌活汤、羌活汤。

2. 参苏饮《太平惠民和剂局方》

【组成】人参 紫苏叶 葛根 半夏 前胡 茯苓各三分
木香 枳壳 桔梗 陈皮 炙甘草各半两

《易简方》不用木香，只十味。

【用法】咬咀，每服四钱，水一盏半，姜七片，枣一个，煎
六分，去滓，微热服，不拘时。

【主治】恶寒发热，无汗，头痛，鼻塞，外感风寒。咳嗽
痰白，胸膈满闷，痰饮。倦怠无力，气短懒言，脉弱。气虚。

【方解】本方即杏苏散去杏仁，加葛根、木香、人参。葛
根以助解表，木香以行气畅中，人参之用，在于益气扶正也。

参苏饮偏于理肺化痰；化痰药更多一些（半夏、陈皮）。败
毒散则偏于解表。解表药更多一些（羌独活、柴胡）。

3. 再造散《伤寒六书》

【组成】黄芪 人参 桂枝 甘草 熟附子 细辛 羌活
防风 川芎 煨生姜原方无用量

【用法】水二盅，枣二枚，煎至一盅，槌法再加炒赤芍一
撮，煎三沸，温服。

【主治】热轻寒重，外感风寒。无汗肢冷。阳气素虚，阳
虚不能作汗。

陶氏云："治患头痛发热，项脊强，恶寒无汗，用发汗药二三剂，汗不出者，庸医不识此证，不论时令，以麻黄重药及火劫取汗，误人死者多矣！殊不知阳虚不能作汗，故有此证，名曰无阳症。"

【方解】此参附汤、芪附汤、桂枝汤复方，再加羌、防、川芎、细辛等散寒之品。

配伍颇费心思，包含着保元汤、桂枝汤、麻黄附子细辛汤等方的精神在内，须细心体会，才能真有所得。（王绵之）

【附方】麻黄附子细辛汤《伤寒论》：主治少阴病始得之，反发热夹表证，脉沉者肾阳虚。麻黄解表，细辛既能助麻黄解表，又可助附子以温肾。附子则温肾阳，亦少阴病之主药也。

4.加减葳蕤汤《通俗伤寒论》

《外台秘要》引晋·陈延之《小品方》，有葳蕤汤：葳蕤、白薇、甘草、麻黄、独活、杏仁、川芎、青木香、石膏。治风温，脉浮、汗出、喘息者。故此名加减葳蕤汤。

【组成】生葳蕤（玉竹）二钱至三钱　　生葱白二枚至三枚　　桔梗一钱至钱半　　东白薇五分至一钱　　淡豆豉三钱至四钱　　苏薄荷一钱至钱半　　炙甘草五分　　红枣二枚

【用法】水煎，分温再服。

【方解】滋其液以充汗液，发其汗以解表邪。此乃《肘后方》之葱豉汤合《伤寒论》之桔梗汤，取葱豉之解表，甘桔之利咽，再加白薇、薄荷之退热，葳蕤、红枣之滋液，而成滋阴解表之方。

【运用】葱豉桔梗汤与加减葳蕤汤均有葱白、豆豉、桔梗、甘草、薄荷。但葱豉桔梗汤治风温发热，故又有焦山栀、青连翘、淡竹叶；加减葳蕤汤治素体阴虚，感受外邪，故用生葳蕤、红枣、白薇。同为俞根初《通俗伤寒论》方，其用方之纯熟可见一斑。

又，余喜用自拟葳蕤桑菊饮治疗阴虚风热（即桑菊饮加生葳蕤）。

5. 葱白七味饮《外台秘要》

【组成】葱白一升，连根切　干葛六合，切　新豆豉一合　生姜二合，切　生麦门冬六合，去心　干地黄六合　劳水八升，以勺扬之一千遍

劳水：一名甘烂（澜）水。《说文》："烂，熟也。"陈藏器云："病后虚弱，扬之万遍，煮药最验。"时珍曰："劳之则甘而轻，取其不助肾气而益脾胃也。"

【用法】上药用劳水煎之三分减二，去滓，分温三服。相去行八九里，如觉欲汗，渐渐覆之。忌芜荑。

第七章　泻下剂

注意事项：若表证未解，里实已成，则需衡量表里轻重，采用先表后里，或表里双解之法。对于老年体虚，新产血亏，病后津伤，以及亡血家等，虽有大便秘结之证，亦不可专事攻下。或以补药之体作泻药之用，滋阴养血润肠。

峻下之剂，孕妇慎用。泻下剂大都易于耗损胃气，得效即止，慎勿过剂；而且要注意饮食，对油腻及不易消化的食物，不宜早进，以防重伤胃气。以防"食复"。

第一节　寒下

寒以清热，下以祛积。

1. 大承气汤 《伤寒论》

承，顺也。伤寒邪气入胃者，谓之入府，府之为言聚也……糟粕秘结，壅而为实，是正气不得舒顺也……塞而不利，闭而不通，以汤荡涤，使塞者利而闭者通，正气得以舒顺，是以承气名之。（成无己《伤寒明理论》）

【组成】大黄四两　厚朴半斤，炙　枳实五枚，炙　芒硝三合

厚朴半斤：一说以厚朴为君，因分量大，能降阳明腑气，故名承气。

厚朴倍大黄，是气药为君，名大承气；大黄倍厚朴，是气药为臣，名小承气。（柯琴《伤寒附翼》）

【用法】上四味，以水一斗，先煮二物，取五升，去滓，内大黄煮取二升，去滓，内芒硝，更上微火一两沸，分温再服。得下，余勿服。

【功用】峻下热结。

【主治】日晡潮热：申时（下午3～5时）为阳明经气旺时。

热结旁流：里热积滞，大便中的水分从旁而流下，故名热结旁流。

下利清水，色纯青：色纯青是大便之色，其气臭秽。

热厥：厥是现象，里实热是本质。实热积滞在阳明，气机

不通，不能达于四肢所致。

【方解】六腑以通为用，胃气以下降为顺。

通因通用：即用通下之剂治通利之病（热结旁流或下利清水）。非真通也，实为不通，用通下药亦是正治之法。

寒因寒用：即用寒凉之药治寒凉之病（手足厥冷）。非真寒也，实为里热，用寒凉药亦是正治之法。

【附方】

（1）小承气汤《伤寒论》：大黄四两，厚朴二两，枳实三枚。痞满实而不燥，且痞满实程度亦轻。因枳、朴量少，大黄同煮。主治舌苔老黄，脉滑而疾，痢疾。此亦热结旁流之下利，非真痢疾也。

（2）调胃承气汤《伤寒论》：燥实而不痞满。一方"少少温服之"。大黄与甘草同煎。甘草甘平，缓其攻下之力，兼以调和胃气，使下不伤正。

2.大黄牡丹汤《金匮要略》

【组成】大黄四两　牡丹一两　桃仁五十个　冬瓜子半升　芒硝三合

【用法】以水六升，煮取一升，去滓，内芒硝，再煎沸，顿服之。

【主治】肠痈，少腹肿痞，即肿块也。发热，自汗恶寒，瘀热成痈，气血不通，营卫不和。按之即痛如淋，小便自调。右少腹疼痛拒按，累及右足亦屈而不伸，民间称为"吊脚肠痈"。与淋鉴别，病不在膀胱，而在肠中。

【方解】大黄入血分。

大承气汤治在阳明气分，故用硝、黄配枳、朴；大黄牡丹汤治在阳明血分，故用硝、黄配桃仁、丹皮，再加瓜子消痈排脓。辨证与辨病相结合，在《金匮要略》一书中得以具体体现。

3. 大陷胸汤《伤寒论》

【组成】大黄六两　芒硝一升　甘遂一钱匕

【用法】上三味，以水六升，先煮大黄，取二升，去滓，内芒硝，煮一两沸，内甘遂末，温服一升，得快利，止后服。

【附方】大陷胸丸：内有葶苈、杏仁以泻肺。肺主一身之气，气降则水自利。

第二节 温下

1. 大黄附子汤《金匮要略》

【组成】大黄三两 附子三枚，炮 细辛二两

【用法】以水五升，煮取二升，分温三服。若强人煮取二升半，分温三服。服后如人行四五里，进一服。欲其急取其效也。

强人所服药，煮的时间短，则大黄的泻下力强，附子、细辛的温散作用亦强。

【方解】素体阳虚，阴寒内盛，与积滞相并。

非温不能已其寒，非下不能去其结，故曰宜以温药下之。（尤在泾）

"寒者热之"，"结者散之"，"留者攻之"。（《素问·至真要大论》）

大黄性虽苦寒，但得大量附子之辛热，则苦寒之性被制，而泻下之功犹存。大黄祛性存用。

【运用】治胆囊炎、胆绞痛偏于里寒积滞者，盖六腑以通为用也。

2. 温脾汤《备急千金要方》

【组成】大黄_{五两}　当归　干姜_{各三两}　附子　人参　芒硝　甘草_{各二两}

【用法】上七味，㕮咀，以水七升，煮取三升，分服，日三。

【主治】腹痛，脐下绞结，绕脐不止，积滞。手足欠温，苔白不渴。阳虚。

【方解】此调胃承气合四逆加人参汤，再加当归，意在泻下软坚，温阳散寒，益气养血。

【运用】大黄附子汤治寒实证，温脾汤治阳虚冷积证，故虽同用大黄，一配附子、细辛温散，一配四逆加人参温补。

3. 三物备急丸《金匮要略》

【组成】大黄_{一两}　干姜_{一两}　巴豆_{一两，去皮心，熬，外研如脂}

【用法】先捣大黄、干姜为末，研巴豆内中，合治一千杵，用为散，蜜和丸亦佳，密器中贮之，莫令泄。用时以暖水，若酒服大豆许三四丸，或不下，捧头起，灌令下咽，须臾当瘥；如未瘥，更与三丸，当腹中鸣，即吐下便瘥；若口噤，亦须折齿灌之。

【文献摘要】《古今名医方论》："世徒知有温补法，而不知有温下之治，所以但讲虚寒，不议及寒实也。"此句点破医家迷津。

第三节　润下

1. 五仁丸 《世医得效方》

《通俗伤寒论》中作汤剂，名五仁橘皮汤。

【组成】桃仁一两　杏仁一两，炒，去皮尖　柏子仁半两　松子仁一钱二分五厘　郁李仁一钱，炒　陈皮四两，另研末

【用法】将五仁别研为膏，再入陈皮末研匀，炼蜜为丸，如梧桐子大，每服五十丸，空心米饮送下。

2. 济川煎 《景岳全书》

《尔雅》："济，益也。"川，河流。济川，即调补水液。

【组成】当归三至五钱　牛膝二钱　肉苁蓉二至三钱，酒洗去咸　泽泻一钱半　升麻五分至七分或一钱　枳壳一钱

枳壳，虚甚者不必用。

肾精宜补，故用苁蓉；肾浊宜泄，故用泽泻。

【用法】水一盅半，煎七分，食前服。

【方解】本方用升麻、枳壳，一升一降，斡旋大肠气机，

使清气上升，浊气下降，大便得通。

3. 麻子仁丸《伤寒论》

【组成】麻子仁二升　白芍半斤　枳实半斤，炙　大黄一斤，去皮　厚朴一尺，炙，去皮　杏仁一升，去皮尖，熬，别作脂

【用法】上六味，蜜和丸，如梧桐子大，饮服十丸，日三服，渐加，以知为度。

知，汉·杨雄《方言》："知，愈也。南楚病愈谓之瘥……或谓之知。"南楚，地名，包括湖南省衡阳、长沙以东，江西省南昌、九江及安徽省南部一带。

【主治】脾约证。本方证乃胃强脾弱所致。胃强指阳明有热，故用大黄、枳、朴，泻热而降胃气；脾弱指太阴阴津不足，故用麻仁、杏仁、芍药，滋阴而润燥。

【文献摘要】《医方考》："伤寒瘥后，胃强脾弱，约束津液不得四布，但输膀胱，致小便数而大便难者……然必胃强者能用之，若非胃强，则承气之物在所禁也。"

胃强脾弱，乃言胃之邪热强，脾之津液弱。麻仁丸清胃热，滋脾津，故主治脾约证。

第四节　攻补兼施

1. 黄龙汤《伤寒六书》

攻之不可，补之不可，补泻不能，两无生理，不得已勉用陶氏黄龙汤。（吴又可《温疫论》）

【组成】大黄　芒硝　枳实　厚朴　甘草　人参　当归 原方不著分量

老年气血虚者去芒硝。

【用法】水二盅，姜三片，枣子二枚，煎之后，再入桔梗一撮，热沸为度。

【主治】自利清水，色纯青。此热结旁流也。

【方解】本方即三一承气加参、归，用于治疗阳明腑实而气血两虚者。

用法中加桔梗宣肺通肠腑。因肺与大肠相表里，宣肺即所以通肠。桔梗升清，既有助于降浊，亦有欲降先升之意也。

2. 新加黄龙汤《温病条辨》

【组成】细生地五钱　生甘草二钱　人参一钱五分　生大黄三钱　芒硝一钱　玄参五钱　麦冬五钱　当归一钱五分　海参二条　姜

汁六匙

人参改成西洋参更好。

【用法】以水八杯，煮取三杯。先用一杯，冲参汁五分，姜汁二匙，顿服之。如腹中有响声，或转矢气者，为欲便也，候一二时不便，再如前法服一杯；候二十四刻不便，再服第三杯。如服一杯，即得便，止后服，酌服益胃汤（沙参、麦冬、冰糖、细生地、玉竹）一剂，余参或可加入。

二十四刻：古代以铜漏计时，一昼夜为一百刻（1 小时合 4.125 刻）。至清代始用时钟，以十五分为一刻，四刻为一小时，一昼夜计九十六刻。二者不同。《温病条辨》著于清代，故上文的二十四刻为六小时。

【主治】热结里实，气阴不足证。主治阳明腑实，阴阳俱愈而偏重于阴液消亡者。

【方解】此调胃承气合增液、参、归、海参、姜汁也。温病伤阴，故从黄龙汤中去厚朴、枳实，以免伤阴耗气，加增液汤、海参，滋阴增液润燥也。

加姜汁冲服，既可防呕逆拒药，又可借姜以振胃气。用姜使补气药不壅，滋阴药不腻，促使胃气下降，有助于推荡积滞。

3. 增液承气汤《温病条辨》

【组成】玄参一两　麦冬八钱　细生地八钱　大黄三钱　芒硝一钱五分

【用法】水八杯，煮取二杯，先服一杯，不知，再服。

【主治】热结阴亏，燥屎不行。大肠无阴液之濡润，故下之不通。

【方解】此为增液汤合调胃承气汤去甘草，故名"增液承气汤"。方中玄参、麦冬、细生地三物非重用不为功。

第五节　逐水

1. 十枣汤《伤寒论》

【组成】甘遂　大戟　芫花各等分　大枣十枚

【用法】三味等分，各别捣为散。以水一升半，先煮大枣肥者十枚，取八合，去滓，内药末。强人服一钱匕（2克），羸人服半钱（1克），温服之，平旦服。若下少病不除者，明日更服，加半钱。得快下利后，糜粥自养。

本方一定要"平旦服"。平旦即早晨太阳在地平线上升起之时，亦即人身阳气升发之时，天阳之气有助于人体阳气驱逐水饮。

本方忌与甘草同服，孕妇忌用。

2. 禹功散 《儒门事亲》

【组成】黑牵牛四两　茴香一两

黑牵牛又名黑丑。汉·王充《论衡》："丑，牛也。"

此处用大茴、小茴均可。《本草纲目·卷二十六·菜部》作蘹香。小茴香又名土茴香，以宁夏产为最好。大茴香又名八角茴香，俗呼舶茴香。

【用法】上为细末，以生姜自然汁调一二钱，临卧服。

【文献摘要】《绛雪园古方选注》："禹功者，脾湿肿胀肉坚，攻之如神禹决水。牵牛苦热，入脾泻湿，欲其下走大肠，当以舶茴辛香引之，从戊脾 – 土入丙小肠 – 火至壬膀胱 – 水，开通阳道，走泄湿邪，决之使下，一泻无余，而水土得平。"

第八章　和解剂

第一节　和解少阳

1. 小柴胡汤《伤寒论》

【组成】柴胡半斤　黄芩三两　人参三两　甘草三两，炙　半夏半升，洗　生姜三两，切　大枣十二枚，擘

【用法】上七味，以水一斗二升，煮取六升，去滓，再煎，取三升，温服一升，日三服。

去滓，再煎，使药性更为醇和，药汤量亦浓缩得更少，减少对胃之刺激，以免停饮致呕。

【主治】妇人中风，热入血室。

冲为血海，热入血室即邪热干于血海，热与血结，以致经水适断。厥阴肝主藏血，主疏泄，冲任隶于肝肾；肝与胆又互

为表里，胆附于肝，胆热则肝经亦热，肝血亦热，血热瘀滞，疏泄失常，故经水适断，寒热发作有时也。

【方解】服小柴胡汤后，"必蒸蒸而振，却发热汗出而解"。即所谓"战汗"也。属正胜邪却之征。

【附方】柴胡枳桔汤《重订通俗伤寒论》："和解表里法轻剂，俞氏经验方。"治少阳证素体壮实而内有痰湿者。

2. 蒿芩清胆汤《重订通俗伤寒论》

【组成】青蒿钱半至二钱　淡竹茹三钱　半夏一钱半　赤茯苓三钱　青子芩一钱半至三钱　生枳壳一钱半　陈皮一钱半　碧玉散三钱

【用法】水煎服（原书未著用法）。

【主治】湿遏热郁，阻于少阳胆与三焦，少阳枢机不利。

3. 柴胡达原饮《重订通俗伤寒论》

透达膜原之邪，故名达原。

【组成】柴胡钱半　生枳壳钱半　川朴钱半　青皮钱半　炙草七分　黄芩钱半　苦桔梗一钱　草果六分　槟榔二钱　荷叶梗五寸

【用法】水煎服。

【主治】痰湿阻于膜原，胸膈痞满，心烦懊侬，心下热如火灼不宁，即烧灼嘈杂感。间日发疟，舌苔厚如积粉。

【方解】《重订通俗伤寒论》："和解三焦法，俞氏经验方。"间日发疟，故用柴、芩；胸膈痞满，故用枳壳、桔梗、荷梗；苔厚如积粉，故用川朴、草果、槟榔、青皮；调药用甘草。用治邪在半表半里，气机不利，湿郁热伏之间日疟。

【附方】达原饮《温疫论》："使邪气溃败，速离膜原，是以为达原也。"

第二节 调和肝脾

1. 四逆散《伤寒论》

【组成】甘草 枳实 柴胡 白芍药各十分

六朝以前医方，唯有枳实，无枳壳，故《本草》亦只有枳实……古人言枳实者，便是枳壳。《本草》中枳实主疗，便是枳壳主疗。（沈括《梦溪笔谈》）

沈括（1031—1098），北宋钱塘人。

【用法】上四味，捣筛，白饮即米汤和服方寸匕约2克，日三服。

用白饮和服，中气和而四肢之阴阳自接。（柯琴《伤寒附翼》）

粳米：和胃气。（《蜀本草》）

【方解】和中有：散 – 柴胡；收 – 芍药；攻 – 枳实；补 –
甘草。

【医案】余治刘舜仪，男，73 岁，退休工人。1985-10-7 诊。
3 日来中脘胀痛，大便不多，日行二次，后重，纳食略减，脉
弦，舌苔略腻，此属气机不调，治宜四逆散加味以调畅气机。
柴胡 6 克，炒白芍 10 克，炒枳壳 6 克，炙草 4.5 克，薤白 10
克，青陈皮各 6 克，茯苓 12 克，制香附 6 克，广郁金 9 克，沉
香曲 12 克，7 剂。服 3 剂即脘痛愈，大便畅。

【附方】枳实芍药散《金匮要略》：此处芍药当用赤芍。

2. 逍遥散《太平惠民和剂局方》

肝郁可致血虚，反之，血虚亦可致肝郁，脾虚也可导致血
弱，使肝木之气郁结。

肝郁 ⇄ 血虚 ← 脾弱。

【组成】甘草微炙赤，半两　当归去苗，剉，微炒　茯苓去皮，白
者　芍药　白术　柴胡去苗，各一两

【用法】上为粗末，每服二钱，水一大盏，烧生姜一块切
破，薄荷少许，同煎至七分，去渣热服，不拘时候。

【主治】肝郁血虚脾弱证。两胁作痛，肝郁。头痛目眩，
口燥咽干，阴血不足。神疲食少，脾虚。或月经不调，冲脉隶

于阳明，肝主藏血。乳房胀痛，肝胃不和。脉弦而虚者。肝郁血虚。

　　肝体阴而用阳。以阴血为体，以阳气为用。

　　【方解】肝血宜补而肝郁宜疏，故用归、芍配柴胡，补肝血（体）而疏肝郁（助肝用）。

　　【附方】加味逍遥散《内科摘要》：郁而生火。

3. 痛泻要方（原名白术芍药散）刘草窗方，录自虞抟《医学正传》

《丹溪心法》卷二方，又名白术芍药散。

　　【组成】白术炒，二两　白芍炒，二两　陈皮炒，一两至五钱　防风一两

　　【用法】上细末，分作八服，水煎或丸服。

　　【主治】痛泻。肝木乘脾土。此证特点为腹痛欲泻，得泻痛略缓。须臾，又腹痛欲泻，疼痛较剧，故名痛泻。

　　【方解】白芍抑肝，并能缓急止痛，与白术共为君药。防风辛能散肝郁，香能舒脾气，胜湿以止泻，又为脾经引经药。

第三节　调和寒热

半夏泻心汤 《伤寒论》

心，胃也。泻心，即泻心下之邪，亦即泻胃中之邪气也，以解除心下痞满。

【组成】半夏半升，洗　黄芩　干姜　人参　甘草炙，各三两　黄连一两　大枣十二枚，擘

【用法】去滓再煎。也具有调和之义。（岳美中）

【主治】胃气不和。心下痞满不痛，或呕吐，肠鸣下利。中间是痞，上见呕，下见利，上下交病治其中。

【方解】本方即小柴胡汤去柴胡、生姜，加黄连、干姜而成，变和解少阳之剂，而为调和寒热之方。

小柴胡汤去解表之柴胡、生姜，加治里之黄连、干姜，重用半夏，半夏为阳明经之降药，能通降阳明胃气，故用以为君，全方重在苦辛通降，专治心下痞满。

第四节　表里双解

1. 大柴胡汤《金匮要略》

较小柴胡汤专于和解少阳一经者效力为大，故名大柴胡汤。

【组成】柴胡半斤　黄芩三两　芍药三两　半夏半升，洗　生姜五两，切　枳实四枚，炙　大枣十二枚，擘　大黄二两

《伤寒论》方无大黄。

【用法】上八味，以水一斗二升，煮取六升，去滓，再煎，温服一升，日三服。

【主治】往来寒热，胸胁苦满，故用柴、芩。呕不止，故生姜用至五两，小柴胡汤仅用三两。心下痞硬，故用枳实。满痛，故用芍药。大便不解。故用大黄。

此乃少阳病未解，传入阳明化热之证，故云少阳、阳明并病。

【方解】此加减小柴胡、小承气而为一方，少阳固不可下，然兼阳明腑实则当下。（汪昂）

本方乃小柴胡汤去参、草，因里气不虚，以免补中留邪。

《伤寒论》："热结在里，复往来寒热者，与大柴胡汤。"

2. 防风通圣散《宣明论方》

【组成】防风　川芎　当归　芍药　大黄　薄荷叶　麻黄　连翘　芒硝各半两　石膏　黄芩　桔梗各一两　滑石三两　甘草二两　荆芥　白术　栀子各二钱半

【用法】上为末，每服二钱，水一大盏，生姜三片，煎至六分，温服。

重用甘草，散剂剂量又小，故不伤人。

【方解】本方由18味药组成，其主要基础为调胃承气汤。攻下：大黄、芒硝、甘草；发表：荆、防、麻黄、桔梗、薄荷、川芎、生姜；清热解毒：连翘、芩、栀、石膏、滑石；补益：归、芍、芎、白术、甘草。

桔梗之用，既能宣肺，助防风、荆芥、麻黄、薄荷以发汗，又能助大黄、芒硝以通便，助滑石、栀子以利湿。因肺与大肠相为表里，肺气开则大肠之气亦通；肺主通调水道，下输膀胱，肺气开则小便利也。

【运用】此方为发散太阳表证（皮肤系统），攻下阳明里证（肠道），清热和解半表半里之少阳证（胸部和心下部）。用于病邪充斥三焦（上中下）表里内外者，以攻伐消除之。（矢数道明《临床应用汉方处方解说》）

日本人用此方减肥，有效。用于形体肥胖者，习惯性便秘、高血压，预防中风、脑溢血、头疮、慢性肾炎、诸皮肤病、糖尿病等。

【文献摘要】《宣明论方·中风门》："治中风，一切风热，大便闭结，小便赤涩，颜面生疮，眼目赤痛，或热生风，舌强，口噤，或鼻生赤紫，风棘瘾疹。"吴昆《医方考》又云："火热灼其血，则川芎、当归、芍药可以养之；火热坏其气，则白术、甘草可以益之。"

3. 葛根黄芩黄连汤《伤寒论》

【组成】葛根半斤　甘草二两，炙　黄芩三两　黄连三两

【用法】上四味，以水八升，先煮葛根，减二升，内诸药，煮取二升，去滓，分温再服。

【方解】因表未解，故用葛根……芩、连、甘草，为治痢之主药。（徐灵胎《伤寒类方》）

方中黄连能"厚肠胃而止泻"。（《药性赋》）"厚"与"薄"相反，一般苦寒药能使肠胃薄弱，而苦寒之黄连反能使肠胃功能好起来，故名厚肠胃。黄连为《本经》上品。《别录》即记载其"厚肠胃"。

4. 石膏汤 《深师方》（ 录自《外台秘要》）

又名《僧深药方》，30卷，原书已佚。深师，南朝宋、齐间（420～502）医僧。

以三黄汤以救其内，有所增加以解其外，故名石膏汤。（《深师方》）

【组成】石膏　黄连　黄柏　黄芩各二两　香豉一升　栀子十枚，擘　麻黄三两，去节

【用法】上七味，切，以水一斗，煮取三升，分为三服，一日并服，出汗。初服一剂，小汗；其后更合一剂，分二日服。常令微汗出，拘挛烦愦即瘥，得数行利，心开令语，毒折也。忌猪肉冷水。

【主治】壮热无汗，身体沉重拘急，表实。鼻干口渴，烦躁不眠，神昏谵语，脉滑数或发斑。里热。

【方解】本方麻黄配石膏解表清热，香豉配栀子亦能解表清热，加入三黄苦寒直折以清里热，故治表寒里热以里热为主者。

5. 五积散 《太平惠民和剂局方》

陈飞霞曰："方名五积者，谓此方能去寒积、血积、气积、痰积、食积也。今产后之病，恰正犯此五积，以五积之证，

投五积之方，岂非药病相值乎！"(《近代中医珍本集·妇科分册》)

【组成】白芷　川芎　炙甘草　茯苓　当归　肉桂　芍药　半夏各三两　陈皮　枳壳　麻黄各六两　苍术二十四两　干姜四两　桔梗十二两　厚朴四两

【用法】上除肉桂、枳壳二味别为粗末外，一十三味同为粗末，慢火炒令色转，摊冷，次入桂、枳壳末令匀，每服三钱，水一盏半，入生姜三片，煎至一中盏，去滓，稍热服。

【主治】身热无汗，头痛身疼，项背拘急，寒。胸满恶食，呕吐腹痛。痰、湿、气、血。

专治妇人产后外感内伤，瘀血不行，痰凝气滞，头疼身痛，恶寒发热，心腹疼痛，寒热往来，似疟非疟，小腹胀满，伤风咳嗽，呕吐痰水，不思饮食，胸紧气急，手足搐搦，状类中风，四肢酸疼，浑身麻痹，及产后一切无名怪症，神效。(《近代中医珍本集·妇科分册》)

【方解】感受寒湿，寒主收引故血脉不行；湿主凝滞故痰凝气滞，所以当用五积散。

寒：麻黄、白芷(祛表寒)，干姜、肉桂(祛里寒)；湿：苍术、厚朴；痰：半夏、陈皮、茯苓；血：当归、芍药、川芎；气：枳壳、桔梗。又加炙甘草调和诸药。

第九章　清热剂

第一节　清气分热

1. 白虎汤《伤寒论》

【组成】石膏一斤，碎　　知母六两　　甘草二两，炙　　粳米六合

【用法】上四味，以水一斗，煮米熟汤成，去滓，温服一升，日三服。

【主治】身大热，口大渴，汗大出，脉洪大。苔黄而干。

有一分恶寒，便有一分表证。病已入里，故无恶寒也。

【运用】表证未解的无汗发热，口不渴者；当用麻黄汤。血虚发热，脉洪不胜重按者；当用当归补血汤。真寒假热的阴盛格阳证等均不可误用。当用通脉四逆汤。"身反不恶寒，其人面色赤。"

【附方】

（1）白虎加人参汤《伤寒论》：白虎加人参汤证之治，重在渴也。（邹润安）身热而渴，脉洪大而芤。芤乃浮大中空之象，为津气大伤之征。

（2）白虎加苍术汤《类证活人书》：《活人书》云："此方出《伤寒微旨论》。"宋·韩祗和，约撰于1086年。湿温乃胃家有湿热，故用白虎清热，苍术燥湿。

2. 竹叶石膏汤《伤寒论》

【组成】竹叶二把　石膏一斤　半夏半升，洗　麦冬一升，去心　人参二两　甘草二两，炙　粳米半升

【用法】上七味，以水一斗，煮取六升，去滓，内粳米，煮米熟汤成，去米，温服一升，日三服。

原方久煎，去其大寒之性，而补性尤增。

【主治】身热，多汗，心胸烦闷，故加竹叶。气逆欲呕，故去知母，加半夏。口干喜饮，舌红苔少，脉虚数，故加麦冬、人参以养阴生津益气。

【方解】因气逆欲吐，故去知母，知母大苦大寒，有碍胃气之下降。

"以大寒之剂，易为清补之方，此仲景白虎变方也。"（《医

宗金鉴·订正伤寒论注》》

第二节　清营凉血

1. 清营汤《温病条辨》

【组成】犀角三钱　生地五钱　玄参三钱　竹叶心一钱　麦冬三钱　丹参二钱　黄连一钱五分　银花三钱　连翘二钱

【用法】上水八杯，煮取三杯，日三服。

犀角主产于印度、尼泊尔、缅甸、泰国、马来西亚、印尼等地。广角亦可作犀角使用，为非洲产白犀或黑犀的角，角形长大，可达60厘米。而犀角大者只长达30厘米。现用水牛角代。

【主治】热入营分证。目常喜开，*心烦少寐故目喜开。*或喜闭。*伤阴故目喜闭。*

《灵枢·经脉》："脉为营。"营就是血气所处的地方，营阴泛指脉中富有营养的稠浊的液体。

【方解】热在心营，故用犀角解乎心热，黄连、丹参、竹叶心清心。热伤营阴，故用生地、玄参、麦冬养阴生津并清营热。营分之热由气分传来，故加银花、连翘透热转气，使入于营分之邪热仍转出气分而解。所谓透热转气，必须在清营的基础上再加气分药来透，这是关键所在。

2. 犀角地黄汤《备急千金要方》

《外台秘要》引《小品方》名芍药地黄汤。

【组成】犀角一两　生地黄八两　芍药三两　牡丹皮二两

【用法】上四味㕮咀，以水九升，煮取三升，分三服。

【主治】喜忘如狂，漱水不欲饮，大便色黑易解等，此蓄血留瘀证也。

【方解】方名中点出地黄，剂量最大，故生地黄亦为君药。方名犀角地黄汤，可知地黄作用之重要。芍药，一般用赤芍，有凉血散血之效。若阴血耗损严重，亦可用白芍。

【运用】原书方后注："喜忘如狂者，加大黄、黄芩。"黄芩能止内出血，故黄土汤亦用之；大黄亦能止血，且能使瘀热下行，故能治血热互结，上扰心神所致的喜忘如狂。

清营汤、犀角地黄汤，一治营分证，一治血分证，显然犀角地黄汤证较清营汤证更为严重。

第三节　清热解毒

六淫之邪蕴积而成毒。本节多用于热毒及湿毒。

1. 黄连解毒汤《外台秘要》引崔氏方

晋·葛洪《肘后方》中已有此方，可惜无方名耳。

【组成】黄连三两　黄芩　黄柏各二两　栀子十四枚

【用法】上四味切，以水六升，煮取二升，分二服。

【主治】此处口燥咽干乃热毒所致，非津伤也。

2. 普济消毒饮《东垣试效方》

【组成】黄芩酒炒　黄连酒炒，各五钱　陈皮　生甘草　玄参
柴胡　桔梗各二钱　连翘　板蓝根　马勃　牛蒡子　薄荷各一钱
僵蚕　升麻各七分

【用法】上方为末，汤调，时时服之，或蜜拌为丸，噙化。

服饵如前法，或加防风、薄荷、川芎、当归身，㕮咀，如
麻豆大，每服秤五钱，水二盏，煎至一盏，去滓，稍热，时时
服之，食后。(《东垣试效方》)

【方解】银翘散中有牛蒡子、薄荷、连翘、桔梗、甘草，
普济消毒饮亦有此五味，说明均为上焦风热所致。是疫毒，故
又用芩、连、板蓝根、玄参、升麻等清热解毒。

【运用】腮腺炎并发睾丸炎者，可加川楝子、龙胆草以泻
肝经湿热。"风气通于肝"，故风热疫毒，导致肝经病变为多。
痄腮可配合外用如意金黄散。

王晋三《绛雪园古方选注》把该方作为眼科用方。王晋三曰："时行疫疠，目赤肿痛胞烂者，属湿热；头面胀者，属风热，此皆邪发于手三阴者也……手经病在上，故不用下法。"

1988 年 8 月宁海县大水成灾，水灾后，县民普遍患目赤肿痛之疾，即疫疠之邪也。同事章巧萍女士即患此，当用普济消毒饮。惜予当时未读王氏书，不明此理，真憾事也。

3. 凉膈散《太平惠民和剂局方》

膈，即横膈膜，由此分胸腹腔，为心肺与胃肠的分界。上焦心肺与中焦胃肠有热，故宜凉膈。

【组成】川大黄　朴硝　甘草爁, 各二十两　山栀子仁　薄荷叶去梗　黄芩各十两　连翘二斤半

爁（làn）：火上炒，即清炙甘草。

【用法】上为粗末，每二钱，水一盏，入竹叶七片，蜜少许，煎至七分，去滓，食后温服。小儿可服半钱，更随岁数加减服之。得利下，住服。

【方解】此上焦有风热，中焦有燥实之方也。上焦有风热，故用芩、栀、薄荷、连翘、竹叶以清上，中焦有燥实，故用调胃承气（硝、黄、甘草）加白蜜以泄下。上清下泄，表里双解，膈热自清，用治小儿发热面赤，胸膈手按灼热者最效。

重用连翘以清热解毒，薄荷、竹叶外疏内清，发散火邪，泄热于上。白蜜、甘草，能缓和硝、黄峻泻之功。使药力留恋于膈上。

【运用】化脓性扁桃体炎用本方极效，以咽喉为肺胃之门户也。

4. 仙方活命饮《校注妇人良方》

明·李恒《袖珍方》（1390～1415年）卷三名"秘方夺命散"，明·陶华《痈疽验方》（1445年）更名为"真人活命饮，一名仙方活命饮"。

【组成】白芷　贝母　防风　赤芍　当归尾　甘草节　皂角刺　穿山甲　天花粉　乳香　没药各一钱　金银花　陈皮各三钱

【用法】用酒一大碗，煎五七沸服。

【主治】身热凛寒，乃热毒壅结，气血壅滞，营卫之气不和。苔薄白或黄，病初起未伤津。脉数有力。属于阳证体实者。

【方解】痈疡肿毒一证，多为热毒内壅，气滞血瘀痰结而成。津凝为痰。

陈皮理气，气行则痰化，故重用橘皮。防风入太阴脾经，白芷入阳明胃经，脾胃主肌肉，痈疡肿毒长于肉上，故用白芷、防风入太阴、阳明，发散火郁而消肿毒。

"治一切疮疡，未成者即散，已成者即溃。又止痛消毒之良剂也。"（《妇人良方》）

"乃疮痈之圣药，诚外科之首方也。"（《医宗金鉴》）

【运用】临床运用本方时，须根据外证不同的部位，而选用不同的君药，并宜随证加减。《痈疽验方》："在背俞，皂角刺为君；在腹募，白芷为君；在胸次，加瓜蒌仁二钱；在少腹，金银花为君，如疔疮，加紫河车草根三钱。"《痈疽验方》方后注："愚常用此方，不问阴阳虚实，善恶肿溃，大痛或不痛，先用此剂，大势已退，然后随余证调治，其功甚捷。"

5. 清瘟败毒饮《疫疹一得》

余霖，字师愚，江苏常州人，少业儒，屡试不第，遂弃儒攻医，博览医书。乾隆年间，曾旅居安徽桐城，因其父染时疫，为群医所误而亡，归里奔丧，检视所用方剂，皆治伤寒剂，因而研读本草，见石膏性寒，有清胃热、表肌热、泄实热之功而恍然大悟，遂用石膏重剂试治温疫，取得良效。后到京师，夏日大疫，诸医用张景岳温补法或吴又可疏解分消等法皆无效。余氏投以大剂石膏，创用清瘟败毒饮等方施治，活人甚多。他经三十年临证，于乾隆五十年（1785）撰成《疫疹一得》一书。在温病学上有一定贡献。(《中医大辞典·医史文献分册》)

鸿胪卿冯应榴姬人呼吸将绝，霖与大剂石膏，应手而痊，踵其法者，活人无算。(《清史稿》)

【组成】生石膏_{大剂六两至八两；中剂二两至四两；小剂八钱至一两二钱}　小生地_{大剂六钱至一两；中剂三钱至五钱；小剂二钱至四钱}　乌犀角_{大剂六钱至八钱；中剂三钱至五钱；小剂二钱至四钱}　真川连_{大剂四至六钱；中剂二至四钱；小剂一钱至一钱半}　栀子　桔梗　黄芩　知母　赤芍　玄参　连翘　甘草　丹皮　鲜竹叶_{以上十味，原书无用量}

【用法】先煎石膏数十沸，后下诸药。犀角磨汁和服。

【主治】瘟疫热毒，气血两燔。脉沉数用中剂，或沉细而数用大剂，或浮大而数用小剂。

【附方】神犀丹《温热经纬》引叶天士方：《温热经纬》刊于1852年。此处应为《续名医类案》引叶天士方。见于乾隆钦定《四库全书》本，初刊于1782年。

雍正癸丑（1733），疫气流行，抚吴使者，嘱叶天士制方救之……壮热旬日不解，神昏谵语斑疹，当察其舌绛干光圆硬，津涸液枯，是寒从火化，邪已入营矣。用神犀丹治之。(《续名医类案·卷五·疫》)

第四节　清脏腑热

1. 导赤散《小儿药证直诀》

赤色属心。导赤者，导心经之热从小肠而出，以心与小肠为表里也。(《医宗金鉴》)

【组成】生地　木通　生甘草梢各等分

甘草梢为豆科植物甘草的根的末梢部分或细根。性寒，清火解毒。《医学启源》："善去茎中痛。"《本草备要》："淋浊证用之。"朱震亨："欲达下焦，须用（甘草）梢子。"

【用法】上药为末，每服三钱，水一盏，入竹叶同煎至五分，食后温服。

2. 龙胆泻肝汤《医方集解》

【组成】龙胆草　黄芩　栀子　柴胡　泽泻　木通　当归　生地　生甘草　车前子原书未具剂量

【用法】水煎服。

【方解】李东垣《兰室秘藏》所载本方，少芩、栀、甘草，治"阴部时复热痒及臊臭"。

【附方】

（1）泻青丸《小儿药证直诀》：肝色青，清泻肝火，故名。

《医方集解》《医宗金鉴》《医方论》泻青丸均用龙胆草，不用龙脑。龙脑，即冰片。

炼蜜和丸，鸡头大。鸡头，即芡实，又名鸡头实。

钱仲阳称其主治"肝热搐搦，脉洪实"。

（2）当归龙荟丸：四版教材作出自刘河间《医学六书》，实为《宣明论方》，原名当归龙胆丸。

3. 左金丸《丹溪心法》

"实则泻其子"，黄连泻心火，使肺金不受火克，从而使金能制木。

《医方集解》："左金者，木从左而制从金也。"

【组成】黄连六两　吴茱萸一两或半两

比例为 6:1 或 12:1。

【用法】上药为末，水丸或蒸饼为丸，白汤下五十丸。

【方解】吴茱萸又为足厥阴肝经之引经报使，见《洁古珍珠囊》。故吴茱萸可引黄连直入肝经泻火，又兼使药之用。

【附方】

（1）戊己丸《太平惠民和剂局方》：黄连、吴茱萸、白芍各五两（150克）为末，面糊为丸。戊为胃土，己为脾土，本方泄肝，使木不克土，即治脾胃。胃痛、腹痛，故加白芍。

（2）香连丸（原名大香连丸）《太平惠民和剂局方》：黄连二十两，用吴茱萸十两，同炒令赤，去吴茱萸不用，木香四两八钱二分，醋糊为丸，梧桐子大，每服二十丸，饭饮吞下。《丹溪心法》云："热泻，粪色赤黄，肛门焦痛，粪出肛门犹如汤浇，烦渴，小便不利，宜五苓散合香连丸。"

4. 泻白散《小儿药证直诀》

又名"泻肺散"。

白者肺之色，泻白，泻肺气之有余也。（《删补名医方论》引季楚重曰）

【组成】地骨皮　桑白皮炒,各一两　炙甘草一钱

【用法】上药剉散，入粳米一撮，水二小盏，煎七分，食前服。

【方解】肺热已伤肺阴。

5. 苇茎汤《备急千金要方》

【组成】苇茎二升,切,以水二斗,煮取五升,去滓　薏苡仁半升　瓜瓣半升　桃仁三十枚

《外台秘要》卷十：疗肺痈，苇茎汤方，作苇茎一升，桃仁五十枚。

【用法】原方四味，㕮咀，内苇汁中，煮取二升，服一升，再服，当有所见吐脓血。

【主治】肺痈。胸中甲错，即胸部皮肤粗糙，干燥，呈褐色，如鳞甲状。

【方解】后人常以冬瓜子代瓜瓣。亦有用丝瓜子者，如清代张聿青。

6.清胃散《兰室秘藏》

【组成】生地黄　当归身各三分　牡丹皮半钱　黄连六分　升麻一钱

【用法】上药为末，都作一服，水盏半，煎至七分，去滓带冷服之。

【主治】胃热牙痛。胃足阳明之脉入上齿中，大肠手阳明之脉从缺盆上颈，贯颊，入下齿中。

【方解】阳明为多气多血之经，当归滋养阴血，使阳热不致独亢。升麻为阳明引经药。方中升麻量最大，当据唐容川说为君。

7. 玉女煎《景岳全书》

【组成】石膏_{三至五钱}　熟地_{三至五钱或一两}　麦冬_{二钱}　知母牛膝_{各一钱半}

【用法】上药用水一盅半，煎七分，温服或冷服。

【方解】玉女煎乃白虎汤加减。仍用石膏、知母清阳明有余之热，加熟地、麦冬滋少阴不足之阴，牛膝滋肾且能引血下行，故可治胃热阴虚之牙痛齿衄。

此方以生地易熟地最妥。（雷少逸《时病论》）

8. 芍药汤《素问病机气宜保命集》

【组成】芍药_{一两}　当归　黄连_{各半两}　槟榔　木香　甘草_{炒，各二钱}　大黄_{三钱}　黄芩_{半两}　官桂_{二钱半}

【用法】上药㕮咀，每服半两，水二盏，煎至一盏，食后温服。

【主治】湿热痢，里急后重。故用木香、槟榔。

【方解】通因通用，指用通利药治通利病证的方法。反治法之一。出《素问·至真要大论》。

【运用】泄泻不用此方，杀鸡焉用牛刀？

9. 白头翁汤《伤寒论》

【组成】白头翁二两　黄柏三两　黄连三两　秦皮三两

【用法】上药四味，以水七升，煮取二升，去滓，温服一升，不愈更服一升。

【主治】热痢，当为热重于湿，热毒深陷血分，下利便脓血或纯下血痢。

【方解】白头翁汤证纯属血分病，故仲景此方出于《厥阴篇》，以厥阴肝主藏血故也。

10. 泻黄散《小儿药证直诀》

【组成】藿香叶七钱　山栀仁一钱　石膏五钱　甘草三两　防风去芦，切，焙，四两

【用法】上药剉，同蜜酒微炒香，为细末，每服一至二钱，水一盏，煎至五分，温服清汁无时。

【主治】口疮，脾热弄舌。《灵枢·经脉》："脾足太阴之脉……连舌本，散舌下。"

【方解】方中重用防风、藿香，入脾经，发散火郁。

第五节　清热祛暑

《医学心悟》："内伏暑气，而外为风寒所闭。"后世亦有称为"阴暑"者。

1. 六一散（原名益元散，又名天水散）《伤寒直格》

【组成】滑石六两　甘草一两

《本草纲目·卷九·石部》记载："滑石，山东蓬莱县桂府村所出者亦佳，故医方有桂府滑石，与桂林者同称也。"

借李时珍之典，蓬莱县在大季家镇山后初旺村（唐代、明代期间称桂府村）、李家村、陈家村、顾家村一带山脉探到"桂府滑石"遗址，初步探明贮量为三亿吨。（连按，录自《报刊文摘》1991-1-8）

【用法】为细末，每服三钱，蜜少许，温水调下，或无蜜亦可，每日三服。或欲冷饮者，新井泉调下亦得。

【方解】天一生水，地六成之。（见河图）

水六点是阴，一点是阳，阴中有阳，否则只有阴而无阳，则为独阴，无阳则阴无以化。

北方水是阴中有阳，否则为死水、邪水；南方火为阳中有阴，否则火无所制；东方木则阴中有阳，体阴而用阳也；西方金则阳中有阴，居阳位而为娇脏，最畏火热。土位居中，阴阳平和。

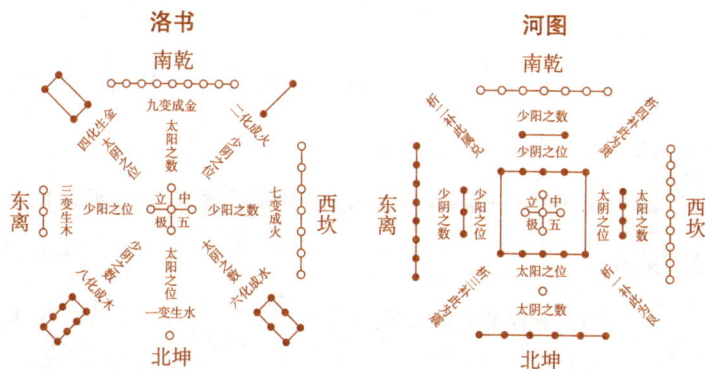

洛书

南乾

九变成金　二化生火
四化生金　太阳之数　大阳之数
东离　三变生木　少阴之位　中五　少阳之数　七变成火　西坎
太阳之位
八变成木　大化成水
一变生水
北坤

河图

南乾

少阴之数
少阴之位
东离　少阳之数　少阴之位　立极中五　太阳之位　太阳之数　西坎
太阳之位
太阳之数
北坤

　　传说伏羲时，有龙马从黄河出现，背负"河图"，有神龟从洛水出现，背负"洛书"，伏羲根据这种"图""书"画成八卦，就是后来《周易》的来源。(《辞源》)

　　洛水：黄河中游南岸支流，在河南省西部，源出陕西洛南县西北。

　　人类始祖：伏羲，原始时代，教民结网，从事渔猎畜牧。

　　原方后注："惟孕妇不宜服，滑胎也。"因滑石渗利，不利于胎儿。

从八卦看：

水　　　　　　　　　地

【附方】

（1）益元散伤寒直格：六一散加辰砂，灯芯汤调服。清暑利湿，镇心安神。

（2）碧玉散伤寒直格：六一散加青黛，主治暑热病兼目赤咽痛，或口舌生疮者。兼清肝火。

（3）鸡苏散伤寒直格：六一散加薄荷，主治暑湿而兼表证者。兼散风热。

温六丸：丹溪方，治泄泻或兼呕吐，六一散加干姜或生姜汁亦可，煎饼丸服。《医方考》载温六丸，滑石六两，甘草一两，干姜五钱，姜汁为丸。

2. 桂苓甘露饮《宣明论方》

【组成】茯苓一两　甘草二两　白术炙,半两　泽泻一两　官桂去皮,二两　石膏二两　寒水石二两　滑石四两　猪苓半两

【用法】为末，每服三钱，温汤调，新汲水亦得，生姜汤尤良。小儿每服一钱，用如上法。

【方解】本方即五苓散合六一散，加石膏、寒水石，功专清暑利湿，治暑湿发热，呕吐泻下，小便不利，极效。

本方证较六一散证暑热更重，故用大量滑石，配石膏、寒水石；水湿亦更重，故合五苓散利水渗湿。

3.清暑益气汤《温热经纬》

【组成】西洋参　石斛　麦冬　黄连　竹叶　荷梗　知母甘草　粳米　西瓜翠衣原方不著分量

【用法】水煎服（原方无用法）。

【方解】暑病夹湿，舌苔厚腻者，不宜用本方。

【附方】清暑益气汤《脾胃论》：王氏方不夹湿，故用甘凉滋养气津；李氏方夹湿，故用苦燥健脾祛湿。

4.清络饮《温病条辨》

【组成】鲜荷叶边二钱　鲜银花二钱　丝瓜皮二钱　西瓜翠衣二钱　鲜扁豆花一枝　鲜竹叶心二钱

【用法】以水二杯，煮取一杯，日二服。

【主治】身热但口渴不甚，说明暑热伤人轻浅，乃冒暑轻症。

【方解】本方乃食疗方也。

方中鲜荷叶升发清阳，清阳一升，则暑湿浊阴自降。惟此方药力轻微，如暑邪深入，则力有不逮。西瓜乃天生白虎汤。

5.新加香薷饮《温病条辨》

【组成】香薷二钱　银花三钱　鲜扁豆花三钱　厚朴二钱　连翘二钱

【用法】水五杯，煮取二杯，先服一杯，得汗，止后服，不汗再服，服尽不汗，再作服。

香薷一定要冷服，否则热饮有一股怪味，要呕吐，故《局方》云"水中沉冷"，有道理。（李飞，1994-4-10在郑州传）

【主治】冒暑兼感寒湿表实之证。

口渴面赤：此乃受暑之的据，先受暑热，再因贪凉受寒湿，才用新加香薷饮。

【方解】本方乃将香薷散中白扁豆改为鲜扁豆花，加银、翘。

香薷乃夏月解表之药，犹冬月之用麻黄。（李时珍《本草纲目》）

【运用】香薷散，P25【运用】中已有此句，故删。

第六节　清虚热

1.青蒿鳖甲汤《温病条辨》

【组成】青蒿二钱　鳖甲五钱　生地四钱　知母二钱　丹皮

三钱

【用法】上药以水五杯，煮取二杯，日再服。

【主治】温病后期，阴液耗伤，邪伏阴分。邪热未尽，邪伏于下焦肝肾。

人体卫阳之气，日行于表而夜入于里，温病后期，阴液已伤，邪热未尽，深伏阴分。入夜阳气入阴，助长邪热，故入夜身热。早晨卫气行于表，阳出于阴，则热退身凉。汗本于阴，热病已久，阴液亏乏，不能化汗，故热虽退而无汗。

2. 秦艽鳖甲散《卫生宝鉴》

元·罗天益著，系李杲学生。

【组成】柴胡　鳖甲　地骨皮各一两　秦艽　当归　知母各半两

【用法】上药为粗末，每服五钱，水一盏，青蒿五叶，乌梅一个，煎至七分，去滓温服，空心临卧各一服。

【方解】伤风不醒便成痨。

骨蒸：骨，表示深层之意；蒸，是熏蒸之意。形容阴虚潮热的热气自里透发而出，故名。这种热型，每兼盗汗，是肺痨病的主症之一。

《卫生宝鉴》："秦艽鳖甲散，治骨蒸壮热，肌肉消瘦，唇红颊赤，气粗，四肢困倦，夜有盗汗。"颊，在耳的前方，颧骨外方的部分。

3. 清骨散《证治准绳》

【组成】银柴胡一钱五分　胡黄连　秦艽　鳖甲　地骨皮青蒿　知母各一钱　甘草五分

【用法】水二盅，煎八分，食远服。

【方解】火炎水竭，真阴大伤，故自觉热自骨髓蒸发而出，其发热多在午后、夜间，故称"骨蒸劳热"。本方即秦艽鳖甲散去当归、乌梅，柴胡改为银柴胡，并加胡黄连、甘草，增强了清虚热退骨蒸的作用，专退骨蒸劳热。

4. 当归六黄汤《兰室秘藏》

【组成】当归　生地　熟地　黄芩　黄连　黄柏各等分　黄芪加一倍

李时珍云："加麻黄根尤妙。"因麻黄根功专止汗。

【用法】上药为粗末，每服五钱，水二盏，煎至一盏，食前服，小儿减半服之。

【主治】阴虚火旺盗汗。素体阴虚内热，寐则阳入于阴，阴分阳热更甚，逼迫津液外泄，故盗汗发热。阳气者，卫外而为固也。睡时阳入于阴，则表无所固，阴液乘表虚而外越，故寐则汗出。寤则卫气出于阴，复行于表，以固其外，阴得以静，故汗自止。

【方解】坚阴，苦寒清相火，使阴精坚固，故名坚阴。

【文献摘要】《医宗金鉴·删补名医方论》："寤而汗出曰自汗，寐而汗出曰盗汗。阴盛则阳虚不能外固，故自汗，阳盛则阴虚不能中守，故盗汗。若阴阳平和之人，卫气昼则行阳而寤，夜则行阴而寐，阴阳既济，病安从来？惟阴虚有火之人，寐则卫气行阴，阴虚不能济阳，阳火因盛而争于阴，故阴液失守外走而汗出；寤则卫气复行出于表，阴得以静，故汗止矣……诸寒药中加黄芪，庸者不知，以为赘品，且谓阳盛者不宜，抑知其妙义正在于斯耶！盖阳争于阴，汗出营虚，则卫亦随之而虚，故倍加黄芪者，一以完已虚之表，一以固未定之阴。"妙论！对盗汗之来由，并用黄芪之作用，讲得十分透彻。

第十章 温里剂

天之大宝，只此一轮红日；人之大宝，只此一息真阳。（张景岳《景岳全书》）

说明回阳温中并用、祛寒补虚同施的意义。

第一节 温中祛寒

1. 理中丸 《伤寒论》

即《金匮要略》治胸痹之人参汤。《千金要方》治胸痹，名"治中汤"（卷十三）。治者，理也。"治中汤主霍乱吐下，胀满，食不消，心腹痛方"（卷二十）。

【组成】人参 干姜 甘草炙 白术各三两

【用法】上四味，捣筛，蜜和为丸，如鸡子黄许大，以沸汤数合和一丸，研碎，温服之。日三四服，夜二服。腹中未热，益至三四丸，然不及汤。汤法：以四味依两数切，用水八升，煮取三升，去渣，温服一升，日三服。服汤后，如食顷，饮热粥一升许，微自温，勿发揭衣被。此乃助药力以内温，桂枝汤啜粥是助药力以外散。

【主治】阳虚失血，可用此方。脾不统血。小儿慢惊。阳气者，精则养神，柔则养筋。病后喜唾涎沫。脾不摄涎。

【文献摘要】《医方考》："太阴者，脾也。自利不渴者为寒。脾喜温而恶寒，寒多故令呕。寒者，肃杀之气，故令腹痛……霍乱者，邪在中焦，令人上吐下泻，手足挥霍而目缭乱也"霍乱"之解释……病因于寒，故用干姜之温；邪之所凑，其气必虚，故用人参、白术、甘草之补。"温、补、燥、和四字可概括理中汤四药之功。

2. 吴茱萸汤《伤寒论》

【组成】吴茱萸一升，洗　人参三两　大枣十二枚，擘　生姜六两，切

处方名淡吴萸，即用甘草水漂淡。

【用法】以水七升，煮取二升，去滓，温服七合，日三服。

【方解】呕家不喜甘，故吴茱萸汤不用甘草，大建中汤证"呕不能食"，更不用甘草，连大枣亦忌用。呕家重用辛，故吴

茱萸汤重用吴萸、生姜，大建中汤重用蜀椒、干姜也。

　　方中生姜、大枣为佐使者，其性味辛甘温补，既可协助温中补虚降逆，又能调和诸药。本方的姜、枣与桂枝汤中的姜、枣作用大不相同。

3. 小建中汤《伤寒论》

【组成】芍药六两　桂枝三两，去皮　炙甘草二两　生姜三两，切　大枣十二枚，擘　饴糖一升

【用法】上六味，以水七升，先煮五味，取三升，去滓，内饴糖，更上微火消解，温服一升，日三服。

【运用】理中汤证有中焦升降失常之吐、利症状，小建中汤证纯属中虚腹痛，无吐、利症状，且兼阴血不足之悸、烦、手足烦热，咽干口燥。二方主治，以此为辨。

　　《金匮要略·妇人产后病脉证治》："千金内补当归建中汤，治妇人产后虚赢不足，腹中刺痛不止，吸吸少气，或苦少腹中急，摩痛引腰背，不能食饮。产后一月日，得服四五剂为善，令人强壮宜。"

　　本方加黄芪，名黄芪建中汤（《金匮要略》）。主治本方证兼气虚自汗、短气困倦者。

4. 大建中汤《金匮要略》

【组成】蜀椒二合，去汗　干姜四两　人参二两

【用法】以水四升，煮取二升，去滓，内胶饴一升，微火煎取一升半，分温再服，如一炊顷，可饮粥二升，后更服，当一日食糜，温覆之。

【运用】小建中汤证是痛较缓，喜得温按；大建中汤证是痛剧烈，不可触近。小建中汤证无呕吐，腹皮软；大建中汤证呕吐剧，腹壁硬。

第二节　回阳救逆

1. 四逆汤《伤寒论》

【组成】附子一枚，生用　干姜一两半　炙甘草二两

【用法】以水三升，煮取一升二合，去滓，分温再服。即久煎，煮去60%水，剩40%药汤。强人可大附子一枚，干姜三两。

【主治】出现少阴病证者。

【方解】炙甘草补益心气，调和诸药。

【附方】

（1）四逆加人参汤《伤寒论》：脉微而复自下利，利止而少

阴证仍在。*此亡血也，为阴液内竭。*

（2）通脉四逆汤《伤寒论》：脉微欲绝，身反不恶寒，其人面色赤。*阴盛格阳、戴阳。*

（3）参附汤：人参一两，附子炮，五钱。*四版教材云出《校注妇人良方》。五、六版教材云出《正体类要》，实出自《济生续方》。手足逆冷，头晕气短，汗出脉微。即亡阳。人参大补元气；附子大补元阳。*

2. 回阳救急汤《伤寒六书》

明·陶节庵著。此方出自《伤寒六书·杀车槌法》。

此四逆汤合六君子汤加肉桂、五味子、麝香而成，其治在回阳益气。

【组成】熟附子　干姜　肉桂　人参　白术　茯苓　陈皮　炙甘草　五味子　半夏制。原书无分量

【用法】水二盅，姜三片，煎之，临服入麝三厘调服。中病以手足温和即止，不得多服。

【主治】恶寒踡卧，四肢厥冷，*少阴。*吐泻腹痛，口不渴，*太阴。*神衰欲寐，或身寒战栗，*少阴。*或指甲口唇青紫，或吐涎沫。*厥阴。*

【方解】《重订通俗伤寒论》何秀山按："妙在使以少许麝

香，斩关直入，助参、附、姜、桂以速奏殊功。浅学者每畏其散气而不敢用……同参、附、姜、桂、麦、味等温补收敛药用，但显其助气之功，而无散气之弊矣。"

【附方】回阳急救汤《重订通俗伤寒论》：此陶氏方去茯苓、生姜，加麦冬辰砂染。原书云："回阳生脉法，俞氏经验方，载陶节庵《伤寒六书》。"

【文献摘要】《重订通俗伤寒论》何廉臣勘："以余所验，服此方后，脉渐渐缓出者生，不出者死，暴出者亦死。手足不温者亦死。若舌卷囊缩，额汗如珠不流，两目直视者速死。"

3. 黑锡丹《太平惠民和剂局方》

【组成】金铃子　胡芦巴　木香　附子炮　肉豆蔻　破故纸沉香镑　茴香　阳起石各一两　肉桂半两　黑锡　硫黄各二两

镑，中药炮制法之一，将坚硬的药材用特制的工具"镑刀"刨成薄片。

【用法】用黑盏或新铁铫内，如常法结黑锡、硫黄砂子，地上出火毒，研令极细。余药并杵，罗为细末，都一处和匀入研，自朝至暮，以黑光色为度。酒糊丸如梧桐子大，阴干入布袋内，擦令光莹。每服三四十粒，空心姜盐汤或枣汤下，妇人艾醋汤下。

成人每服 4.5 克，小儿每服 1.5～3 克，空腹用温开水或淡盐汤送服。如急救可用至 9 克。

铅剂可令人蓄积中毒。曾见一肺心病患者，胸闷气喘，过服黑锡丹，抽搐不止而亡。黑锡丹内有铅粉，能重坠镇喘，临床经验，连服七日即能中毒。(《岳美中医话集》)

应中病即止。

应打碎用，否则脾虚之人服后仍要便出原粒。(王绵之)

第三节　温经散寒

1. 当归四逆汤《伤寒论》

【组成】当归三两　桂枝三两，去皮　芍药三两　细辛三两　甘草二两，炙　通草二两　大枣二十五枚，擘

宋以前之通草即今之木通。现之木通，古称"通脱木"。

【用法】上七味，以水八升，煮取三升，去滓，温服一升，日三服。

【方解】本方即桂枝汤去生姜，加当归、细辛、木通。

2. 黄芪桂枝五物汤《金匮要略》

【组成】黄芪三两　芍药三两　桂枝三两　生姜六两　大枣

十二枚

【用法】上药，以水六升，煮取二升，温服七合，日三服。

【方解】桂枝汤去甘草，加黄芪者，甘草补在内之气，黄芪补在外之气，且祛大风也。配生姜者，取其辛散，以祛在外在表之风邪也。

本方关键在调和营卫，故用桂芍、姜枣二对药调和营卫，加黄芪者，益气以御风也。

3. 阳和汤《外科证治全生集》

清·王洪绪著。

消散阴疽。阳和一转，寒凝悉解，故名。

【组成】熟地一两　肉桂一钱　麻黄五分　鹿角胶三钱　白芥子二钱　姜炭五分　生甘草一钱

【用法】水煎服。

【主治】阴疽：疮面深而恶者为疽。慢性虚寒性之疮疡名阴疽。

流注：肢体深部肌肉组织的化脓性疾病，由于其毒邪走窜不定，随处可生，故名。

痰核：指皮下肿起如核的结块，多少不一，不红不肿，不硬不痛，软滑移动，多由湿痰流聚而成。

鹤膝风：膝关节日益肿大，腿部肌肉萎缩，两头细，中间粗，状如鹤膝。

贴骨疽：即肌肉深部脓疡。

【方解】非麻黄不能开其腠理，非肉桂、炮姜不能解其寒凝。（王洪绪《外科证治全生集》）

【医案】数年前，余去武义县第二医院义诊，有患者五十余岁，在背部脊骨（督脉所过）之上患有一痰核，近一年，包块如一角钱币大，摸之柔软。按其脉沉细，舌淡苔白，断为肾阳不足，寒痰凝滞，投阳和汤原方原量七剂而愈。（连按2003-4-9）

【文献摘要】王洪绪《外科证治全生集》："照方治无不愈，如增减定无功效……麻黄得熟地不发表，熟地有麻黄不腻膈，神用在斯。"

【附方】中和汤《证治准绳·疡医》：活血散结之功较强，而行气升透之力较弱，故名中和，宜于半阴半阳之痈疽。（王绵之）

中和汤即五味异功散加黄芪、归、芎、白芷、乳、没、皂角刺、金银花，乃五味异功散、保元汤、仙方活命饮之加减方。

第十一章　补益剂

补气防壅，滋阴防腻；养血防滞，温阳防燥。

说明气虚与血虚、阳虚与阴虚的治疗关系。

第一节　补气

1. 四君子汤《太平惠民和剂局方》

【组成】人参　白术　茯苓　炙甘草各等分

【用法】为细末，每服二钱，水一盏，煎至七分。通口服，不拘时，入盐少许，白汤点亦得。

【主治】语声低微，气短。乃土不生金，脾肺气虚。

【附方】

（1）异功散《小儿药证直诀》：即四君子汤加陈皮。此补脾而能流动不滞，陈皮一味，果有异功。（张山雷）现用于小儿消化不良属脾虚气滞者。并非气滞，乃脾虚运化无力。

（2）香砂六君子汤《古今名医方论》：即六君子汤加木香、砂仁。

《医方集解》（成书于 1682 年）用香附，《医宗金鉴》（成书于 1742 年）用木香。

（3）保元汤《博爱心鉴》：黄芪、人参、炙甘草、肉桂、生姜一片（原著无分量）。

保元汤，即保护元气之意。《医宗金鉴》："黄芪保在外一切之气，甘草保在中一切之气，人参保上中下内外一切之气……加肉桂以鼓肾间动气。"

《博爱心鉴》，作者魏直（16 世纪），字桂岩，又字廷豹，先为儒生，能诗通医。《萧山县志》："魏直，字廷豹，能诗，以医闻吴越间，治痘疹奇验。著《痘疹宝鉴》二卷、《博爱心鉴》二卷，行于世。"

2. 参苓白术散《太平惠民和剂局方》

【组成】人参二斤　白茯苓二斤　白术二斤　莲子肉一斤　桔梗一斤　白扁豆一斤半　山药二斤　薏苡仁一斤　砂仁一斤　甘草炒，二斤

【用法】为细末，每服二钱，枣汤调下，小儿量岁数加减。

【方解】桔梗：升清降浊，有助于培土生金。

明·龚信《古今医鉴》所载参苓白术散有陈皮。

3. 补中益气汤《脾胃论》

【组成】黄芪一钱　炙甘草五分　人参三分　当归二分　橘皮三分　升麻三分　柴胡三分　白术三分

【用法】上咬咀，都作一服，水二盏，煎至一盏，去滓，食远稍热服。

【方解】甘温除大热。参、芪、甘草，泻火之圣药。（李东垣）

【运用】妊娠小便淋漓，名子淋。陈莲舫云："如清凉通利等药不效，即用补中益气汤加净车前二钱。盖中气一提，则下窍自开，况车前利水通淋，一升一降，自必见效。"（《近代中医珍本集·妇科分册》）

【附方】

（1）举元煎《景岳全书》：本方从补中益气汤去陈皮、当归、柴胡。

（2）升陷汤《医学衷中参西录》：多得之力小任重者，或枵腹力作，气虚下陷者。

4. 玉屏风散《究原方》，录自《医方类聚》

宋·张松《究原方》。朝鲜·金礼蒙《医方类聚》。

【组成】防风—两　黄芪蜜炙　白术各二两

【用法】上㕮咀，每三钱重，水盏半，枣一枚，煎七分，去滓，食后热服。

【方解】治腠理不密，易于感冒。（《究原方》）

《医方考》："气虚自汗者，此方主之。""自汗者，无因而自汗也。""卫气一亏则不足以固津液，而自渗泄也。"

用本方治表虚易感风邪者，当用小剂量作散剂常服，不宜大剂量作汤剂。黄芪能补三焦而实卫，是补剂中的风药；防风遍行周身，为风药中之润剂。防风佐黄芪以固表而不恋邪，且辛润又不致伤津液。若易以辛燥的羌、独活，则于卫虚久汗之症为不适宜了。（《岳美中论医集》P25）

黄芪得防风其功愈大，乃相畏而相使者也。（李杲）

相畏：即一种药物的毒副作用能被另一种药物减轻或消除。相使：以一种药物为主，另一种为辅，能提高主药物的疗效。

【医案】《普济方》引《陈氏经验方》（宋代）："一仆久苦此疾（指痫下），数令医治，如石投水。在典江置得杭州一婢，亲制此药（三奇散），两服而愈。"何时希按：三奇散用黄芪以升

下陷的虚气，白术以补久痢的脾虚，防风去肠中之风，以舒其急迫。三药治久痢，配合极妙。(《历代无名医家验案》)

予临场虑不耐风寒，合玉屏风散服之，反自汗津津不止。盖防风与黄芪各等分之谬也。本草云：黄芪得防风其功愈大，用黄芪七分，配防风三分，斯得之矣。凡伤风未经和解，此方断不可服，慎之。(《续名医类案·黄履素医言》)

【运用】玉屏风散证无表证，桂枝汤证以表证为主，玉屏风散称为固表，桂枝汤称为解表，此两方之主要差别也。

5. 生脉散（又名生脉饮）《内外伤辨惑论》，六版作《医学启源》（金·张元素）

人有将死脉绝者，服此能复生之，其功甚大。(汪昂)

【组成】人参五分　麦冬五分　五味子七粒

【用法】长流水煎，不拘时服。

【医案】我治心脏病，舌淡红无苔，胖嫩有齿痕，气喘，用生脉散加当归12克、红花5克。用当归、红花是我从《参考消息》上学来的，看到外国培养宇航员，为了使心脏能够适应太空失重的情况，常吃它们。后来我在治疗心脏病时，活血养心经常用这两味药。当时五味子缺货，换成山萸肉。参是用的人参。(王绵之．遣药组方的原则性与灵活性．天津中医学院学报，1986，（4）:12–17.）

【文献摘要】《医宗金鉴·删补名医方论》:"李杲谓夏月服生脉饮，加黄芪、甘草，名生脉保元汤，令人气力涌出；更加当归、白芍，名人参饮子，治气虚喘咳。"

查《脾胃论》无人参饮子，有人参芍药汤，治脾胃虚弱，气促憔悴。麦冬二分，当归身三分，人参三分，炙甘草一钱，白芍药一钱，黄芪一钱，五味子五分。此生脉饮、保元汤、当归补血汤、芍药甘草汤四方合一也。

6. 人参蛤蚧散《御药院方》（元·许国祯）

【组成】蛤蚧一对　甘草五两　杏仁五两　人参　茯苓　贝母　桑白皮　知母各二两

【用法】上为细末，净瓷盒子内盛，每日如茶点服，一料永除。

【主治】久病体虚，兼有肺热之气喘咳嗽。

《御药院方》（1267年）:"治三二十年间肺气上喘咳嗽，咳唾脓血，满面生疮，遍身黄肿。"

【方解】参、蛤补益肺肾，纳气定喘；苓、草配人参培土生金，二母清热止嗽，桑皮降气平喘，杏仁润肺化痰，且肺为水之上源，苓、桑、杏均有通利水道之效，则面目浮肿可退。

此四君子汤去白术之温燥，加蛤蚧补肺肾之气，以定喘逆，再加杏仁、贝母、桑白皮降肺气，平喘嗽，知母补肺阴，清肺热。为治肺肾两虚、肺热痰嗽之良方。

第二节　补血

1. 四物汤《仙授理伤续断秘方》

【组成】熟干地黄　当归　白芍　川芎各等分

【用法】上为粗末。每服三钱，水一盏半，煎至七分，空心热服。

【主治】崩中漏下，加胶、艾。血瘕块硬，时发疼痛，加桃、红。妊娠胎动不安，血下不止，加胶、艾。产后恶露不下，结生瘕聚，少腹坚痛，时作寒热。合益母草、失笑散。

唐会昌间（841～846年）蔺道人《仙授理伤续断秘方》："四物汤，凡伤重，肠内有瘀血者用此。"

2. 归脾汤《济生方》

【组成】白术　茯神　黄芪　龙眼肉　酸枣仁各一两　人参木香各半两　炙甘草二钱半　当归　远志各一钱

【用法】上㕮咀，每服四钱，水一盏半，生姜五片，枣一枚煎至七分，去滓温服，不拘时候。

【主治】盗汗。汗为心液，心血虚故盗汗。

《灵枢·决气》："中焦受气取汁变化而赤，是谓血。"脾胃受水谷之气，取其精微化为心血。脾气虚则心血亦亏。

第三节　气血双补

1. 八珍汤《正体类要》

明·薛己著。

【组成】人参　白术　茯苓　当归　川芎　白芍　熟地各一钱　炙甘草五分

【用法】清水二盅，加生姜三片，大枣二枚，煎至八分，食前服。

【附方】人参养荣汤（原名养荣汤）《三因极一病证方论》：即十全大补汤去川芎，加陈皮、五味子、远志而成。

《医宗金鉴》："补气而不用行气之品，则气虚之甚者，几无气以运动；补血而仍用行血之物，则血虚之甚者，更无血以流行。远志入心以安神定志，五味子之酸以收敛神明。"

人参养荣汤则于气血双补之外，又有养心温肾之功，从此还可悟出"变化而赤，是谓血"，实与心肾之阳有关。（王

绵之）

2. 泰山磐石散《景岳全书》

务使气血得充，内热得清，肝肾得补，气机得调，则胎孕自然安固，犹如泰山磐石。（连建伟《历代名方精编》）

【组成】人参—钱　黄芪—钱　白术二钱　炙甘草五分　当归—钱　川芎八分　白芍八分　熟地八分　川续断—钱　糯米一撮　黄芩—钱　砂仁五分

【用法】上用水一盏半，煎至七分，食远服。但觉有孕，三五日常用一服，四月之后，方无虑也。

【主治】堕胎或胎萎不长。

堕胎：指妊娠未足月而流产，一般指妊娠三个月以内胎儿还未成形时堕下。在三个月以上，胎儿已经成形的，称为"小产"或"半产"。若连续堕胎或小产超过三次以上的，称为"滑胎"。堕（duò），落，掉下来。

【方解】本方乃八珍汤去茯苓，加黄芪、川断、黄芩、砂仁、糯米而成。丹溪云："白术、黄芩为安胎圣药。"

【医案】余于1972年治沈朱顺之妻怀孕七月，胎萎不长，投泰山磐石散，后产一子，重八斤余。1992年12月2日，其子沈亮来杭治鼻衄，已20岁。

第四节　补阴

1. 六味地黄丸 《小儿药证直诀》

【组成】熟地八两　山茱萸　山药各四两　泽泻　牡丹皮
茯苓各三两

【用法】上为末，炼蜜丸，如梧子大。空心温水化下三丸。

【方解】钱乙认为小儿为纯阳之体，故本方乃肾气丸去方
中之桂、附而成。

泽泻配熟地而泻肾降浊。实际是补，补肾阴，降湿浊。

肾主藏精，故肾之真阴宜滋，重用熟地；肾主水液，肾
之邪水宜利，故用泽泻。真阴宜藏而不宜泄；邪水宜利而不
宜留。

古人用补，必兼泻邪，邪去则补乃得力。（张秉成《成方
便读》）

2. 左归丸 《景岳全书》

壮水之主，以培左肾之元阴，而精血自充矣。（张景岳）

【组成】熟地八两　山药四两　枸杞子四两　山茱萸四两　川
牛膝三两　菟丝子四两　鹿角胶四两　龟板胶四两

本方将六味丸去三泻，加二子、二胶、牛膝，取补养精血之意。且有阳中求阴之妙。"使阴得阳升而源泉不竭"。

【用法】上先将熟地蒸烂，杵膏，炼蜜为丸，如梧桐子大。每食前用滚汤或淡盐汤送下百余丸。

【功用】峻补肾阴，填精益髓。

【方解】川牛膝：精滑者不用；鹿胶：阳中求阴。

六味去三泻，加枸杞子、菟丝子补肾，龟、鹿二胶补精血，牛膝强筋骨，且引诸药直达下焦。方中菟丝子、鹿角胶为补阳药，体现了"阳中求阴"的补阴方法，使阴得阳升而源泉不竭。

【医案】浙江中医学院分子所刘明哲研究员之爱人服此方后二剂即苔腻食减，故用此方当加健脾助运之品，如砂仁、陈皮等。

3. 大补阴丸《丹溪心法》

原名大补丸。《丹溪心法》卷三："大补丸，降阴火，补肾水。"

【组成】熟地　龟板各六两　黄柏　知母各四两

【用法】上为细末，猪脊髓蒸熟，炼蜜为丸。每服七十丸，空心盐白汤送下。

【主治】专治阴虚火旺之劳瘵。

据报道，肺结核咯血用之有效。

【方解】阴愈伤而热愈炽，热愈炽而阴愈伤。去一分火热，即保一分阴液；留一分阴液，即保一分元气。（冉雪峰《八法效方举隅》）

黄柏苦寒泻相火以坚真阴。坚阴是固肾精，平相火的方法。使阴精坚固。

4.炙甘草汤《伤寒论》

【组成】炙甘草四两　生姜三两　桂枝三两　人参二两　生地一斤　阿胶二两　麦冬半升　麻仁半升　大枣三十枚

【用法】上九味，以清酒七升，水八升，先煮八味，取三升，去滓，内胶烊消尽，温服一升，日三服。

【主治】脉结代，心动悸。

脉结代谓脉不快，即脉搏跳动缓慢，时有休止。（荒木性次《古方药囊》）

结脉：脉来迟缓而有不规则的间歇。代脉：脉来缓弱而有规则的间歇，间歇时间较长。主脏气衰微，多见于心脏病。

【方解】炙甘草汤用药有四个特点：一是重用炙甘草，"通经脉，利血气"（《名医别录》）；二是重用生地黄滋养心经之阴血；三是重用大枣以补心经之气血；四是加清酒煎服，既能活血通阳，以治心悸，推动血液循环，又地黄得酒良也。心主血脉，故本方重用生地、麦冬、阿胶、麻仁以补充心之阴血；而阴血又须阳气之推动，故又有炙甘草、人参、桂枝、生姜、大枣以益气通阳。待到阴血充足，阳气通达，则脉自复矣！

在仲景方中，炙甘草、生地黄、大枣之剂量最大之方乃炙甘草汤，说明治疗心虚当以重用此三味为好。

【运用】余1991年10月中旬至京，见唐晓峰老师，言及其岳父岳美中教授用炙甘草汤，煎时加二锅头酒60克，取其活血以通脉，有效。如不加酒，无效。

【附方】加减复脉汤《温病条辨》：主治温热后期，阴液亏虚，身热面赤，口干舌燥，脉虚大。或脉结代，甚则脉两至者。本方是由炙甘草汤（复脉汤）加减衍化而成。因温病最易伤阴，"留得一分阴液，便有一分生机"。故补阴液须投加减复脉汤也。

5. 一贯煎《续名医类案》

【组成】北沙参　麦冬　当归身各三钱　生地六钱至一两五钱　枸杞子三钱至六钱　川楝子一钱半

【用法】水煎服。

【主治】阴虚气郁病机，胸脘胁痛主症，亦治疝气瘕聚。

疝气：泛指体腔内容物向外突出的病证，如突出于腹壁、腹股沟部位，或从腹腔下入阴囊的肠疝等。多伴有气痛症状。

瘕聚：妇人任脉受病的证候，症状为腹部脐下有硬块，推之可移，痛无定处。

妇人亦有疝气。余1988年春诊浙江中医学院陈华德之妻王某，腹股沟处有一块似核桃大，但软而不坚，其脉左关小弦，舌红少苔，用一贯煎法好转。

【方解】针对肝肾阴虚，气郁不疏，方中用北沙参、麦冬者，因金能生水，虚者补母，且清金能制木，故用沙参、麦冬，且二味又能补胃液。真名家手笔也。

【文献摘要】张山雷《沈氏女科辑要笺正》："柳洲此方，原为肝肾阴虚，津液枯涸，血燥气滞变生诸证者设法。凡胁肋胀痛，脘腹撑撑，纯是肝气不疏，刚木恣肆为虐。治标之剂，恒用香燥破气，轻病得之，往往有效。但气之所以滞，本由液之不能充，芳香气药，可以助运行，而不能滋血液。且香者必燥，燥更伤阴，频频投之，液尤耗而气尤滞，无不频频发作，日以益甚，而香药气药，不足恃矣。驯致脉反细弱，舌红光燥，行气诸药，且同鸩毒。柳洲此方，虽从固本丸、集灵膏二方脱化而来，独加一味川楝子，以调肝木之横逆，能顺其条达之性，是为涵养肝阴无上良药，其余皆柔润以驯其刚悍之气。苟无停痰积饮，此方最有奇功……口苦而燥，是上焦之郁火，故以川连泄火，连本苦燥，而入于大剂养液队中，反为润燥之用，非神而明之，何能辨此？又如萸肉、白芍、菟丝、沙苑、二至等肝肾阴分之药，均可酌加。"

鸩（zhèn），为传说中的一种毒鸟，把它的羽毛放在酒里，可以毒死人。这里比喻阴虚人使用香燥行气药引起的弊端。

6. 百合固金汤《慎斋遗书》

【组成】百合一钱半　熟地　生地　当归身各三钱　白芍　甘草各一钱　桔梗　玄参各八分　贝母　麦冬各一钱半

【用法】水煎服。

【方解】本方用增液汤养阴津，合四物汤去川芎补阴血，桔梗、甘草治少阴咽痛，且入肺经，利咽喉，而调诸药。加百合清金补肺，贝母清化痰热。然脾虚便溏，饮食减少者忌用。

土为金母，清金之后，亟宜顾母，否则金终不可足矣！（李士材《医宗必读》）

7. 补肺阿胶汤《小儿药证直诀》

【组成】阿胶一两五钱　牛蒡子二钱五分　甘草炙，二钱五分

马兜铃五钱　杏仁七个　糯米一两

牛蒡子，又名鼠粘子、大力子、恶实。

【用法】上为细末，每服一二钱，水煎，食后温服。

【方解】本方补肺阴，止咯血（阿胶）；清肺热，止咳嗽（兜铃、牛蒡、杏仁）；佐以培土生金（糯米、甘草），用于阴虚肺热之咳嗽痰中带血最妙。

8. 益胃汤《温病条辨》

【组成】沙参三钱　麦冬五钱　冰糖一钱　细生地五钱　玉竹一钱五分

【用法】上以水五杯，煮取二杯，分二次服，渣再煮一杯服。

【主治】不能食。胃主受纳，胃阴虚，故不能食。

9. 虎潜丸《丹溪心法》

又名健步虎潜丸。

《丹溪心法·卷四·补损》有一方比本方多当归、牛膝、羊肉三味，但未出方名。《医方集解》所载虎潜丸，即是该方。

【组成】黄柏半斤　龟板四两　知母二两　熟地黄二两　陈皮二两　白芍二两　锁阳一两半　虎骨一两　干姜半两

自 1993 年起，国家规定虎骨、犀角不得入药用，虎骨或用豹骨代。

【用法】上为末，酒糊丸，一方加金箔一片，一方用生地黄，懒言语者加山药。

近年来，日本用本方加减，制成"百仙牌健步丸"，已经厚生省正式批准出售，作为保健强壮药。

余之外祖母李美英传授：羊肉与龟肉同煮，名阴阳胶，冬月食之大补。

10. 二至丸《医方集解》

以药物采集时间作方名。

【组成】冬青子（即女贞子）冬至日采，不拘多少　　旱莲草夏至日采，不拘多少

【用法】为丸，临卧酒服。

此方滋阴凉血乃其所长，但纯阴之质不益脾胃，脾胃虚弱者忌之。

【附方】桑麻丸（又名扶桑丸）《医方集解》：本方首见于《寿世保元》，原名扶桑至宝丹，系严嵩所记胡僧方。

第五节　补阳

1. 肾气丸《金匮要略》

肾气，指由肾精所化生之阳气也。

【组成】干地黄八两　山药　山茱萸各四两　泽泻　茯苓
牡丹皮各三两　桂枝　附子各一两

【用法】上为细末，炼蜜和丸，如梧桐子大，酒下十五丸，
日再服。

【主治】《金匮要略·妇人杂病脉证并治》："妇人病，饮食
如故，烦热不得卧，而反倚息者……此名转胞，不得溺也。以
胞系了戾，故致此病，但利小便则愈，宜肾气丸主之。"

胞，指膀胱。转胞，膀胱受阻之意。

【附方】《济生》肾气丸（原名加味肾气丸）《济生方》：加重
附子，减少熟地，加牛膝、车前利水。

2. 右归丸《景岳全书》

【组成】熟地八两　山药四两　山茱萸三两　枸杞子四两　菟
丝子四两　鹿角胶四两　杜仲四两　肉桂二两渐可加至四两　当归三
两　制附子二两渐可加至五六两

【用法】上将熟地蒸烂杵膏，余为细末，加炼蜜为丸，如弹子大。每嚼服二三丸，以滚白汤送下。

【主治】蒲辅周、岳美中均提出治疗命门火衰，火不生土的泄泻，当用右归丸主之。

【运用】左归是育阴以涵阳，不是壮水以制水；右归是扶阳以配阴，不是益火以消水。与古方知柏八味、附桂八味盖有间矣……按肾有两枚，左阴右阳，故有左归、右归之名。（王旭高《医方证治汇编歌诀》）

左归丸、右归丸均用三补（熟地、山药、山萸肉）、杞子、菟丝子、鹿角胶，但左归还有龟板胶、川牛膝，重在峻补真阴；右归还有肉桂、附子、杜仲、当归，重在温补肾阳，填精养血。

第六节　阴阳双补

1. 地黄饮子《宣明论方》

【组成】熟地　巴戟天　山茱萸　石斛　肉苁蓉　附子　五味子　官桂　白茯苓　麦冬　石菖蒲　远志各等分

【用法】上为粗末，每服三钱，水一盏半，加生姜五片，枣一枚，薄荷五七叶，同煎至八分，不计时候。

【主治】《素问·脉解》："内夺而厥，则为喑俳，此肾虚也。"王冰注："俳，废也……肾气内夺而不顺，则舌喑足废，故云此肾虚也。"

【方解】此方亦肾气丸加减。有熟地、萸肉、附子、官桂补肾壮阳，壮阳还有巴戟天、肉苁蓉，滋阴还有石斛、麦冬、五味子，补益肾脏阴阳水火则喑俳自除。尚配茯苓、菖蒲、远志开窍化痰，使音声能彰。专治老年喑俳，纯属下元极虚之证，故纯用补法，无阳可潜。

老年痴呆（脑动脉硬化）可考虑用本方治疗，因肾虚夹痰故也。

若肝阳亢盛，脉弦长有力者，切不可用。（王绵之）

若仅见语声不出之喑症，不宜用。

2. 龟鹿二仙胶《医方考》

【组成】鹿角二斤　龟板五斤　枸杞子三十两　人参十五两

【用法】上前二味袋盛，放长流水内浸三日，用铅坛一只，如无铅坛，底下放铅一大片亦可。将角并板放入坛内，用水浸高三五寸，黄蜡三两封口，放大锅内，桑柴火煮七昼夜。煮时坛内一日添热水一次，勿令沸起，锅内一日夜添水五次，候角酥取出，洗，滤净去滓。其滓即鹿角胶、龟板霜也。将清汁另放。另将人参、枸杞子用铜锅以水三十六碗，熬至药面无水，以新布绞取清汁，将滓置石臼水捶捣细，用水二十四碗又熬如前；又滤又捣又熬，如此三次，以滓无味为度。将前龟、鹿汁并参、杞汁和入锅内，文火熬至滴水成珠不散，乃成胶也。每服初起一钱五分，十日加五分，加至三钱止，空心酒化下。即服用一个月为一疗程，久病虚损，故当久服，才能见效。

【方解】"善补阴者，必于阳中求阴"，本方主要用于补阴，故重用龟板；阳中求阴，故稍用鹿角；又有枸杞益精血，人参补元气，体现了"精不足者，补之以味"，兼顾精、气、神三者的关系。

3. 七宝美髯丹《本草纲目》引邵应节方

【组成】赤白何首乌各一斤　赤白茯苓各一斤　牛膝八两　当归八两　枸杞子八两　菟丝子八两　补骨脂四两

据《开宝本草》记载：何首乌有赤、白两种，赤者雄，白者雌。尤以山东泰山白首乌最为有名，其强壮作用较赤首乌尤佳。

【用法】蜜丸，盐汤或酒下，并忌铁器。

【方解】君以首乌补肝肾、乌须发；臣以当归、枸杞补肝血，菟丝、故纸益肾精，佐以茯苓渗湿，使补而不滞；牛膝达下，引药直达肝肾而为使。

第十二章　固涩剂

第一节　固表止汗

牡蛎散《太平惠民和剂局方》

【组成】黄芪　麻黄根　煅牡蛎各一两

【用法】上三味为粗散，每服三钱，水一盏半，小麦百余粒，同煎至八分，去渣热服，日二服，不拘时候。

【主治】此治卫阳不固，心有虚热之自汗者也。(《成方便读》)

病机：体虚卫外不固，阴液外泄。本方既可治自汗，又可治盗汗。

【方解】《素问·阴阳应象大论》："阴在内，阳之守也；阳在外，阴之使也。"言阴液居于内，为阳气作镇守；阳气居于外，为阴液之役使。吴昆注："阴静，故为阳之镇守；阳动，故为阴之役使。"言阴阳相互内外，不可相离也。

元·危亦林《世医得效方·产后门》所载麻黄根散，乃牡蛎散加味方："治产后虚汗不止，麻黄根散。当归、黄芪、麻黄根、牡蛎煅为粉，人参、粉草各等分，小麦二合，上剉散，每服四钱，水一盏煎，温服，不拘时候。"此为保元汤、当归补血汤、牡蛎散三方合一，真治产后气血大虚，汗出不止之妙方也。可作新剂型投产。

第二节　敛肺止咳

九仙散王子昭方，录自《卫生宝鉴》

【组成】人参　款冬花　桑白皮　桔梗　五味子　阿胶　乌梅各一两　贝母半两　罂粟壳八两，去顶，蜜炒黄

【用法】上为末，每服三钱，白汤点服，嗽住止后服。

【主治】《医学正传》："治一切咳嗽、久嗽。"

【方解】方中三组药：久咳宜止，用罂粟壳、五味、乌梅敛肺止咳；久咳耗伤肺之气阴宜补，用人参益气，阿胶养阴，

以治其本；肺气上逆宜降，痰热宜清，用款冬、桑皮降肺气平喘咳，贝母止咳化痰，桔梗祛痰，且为肺经引经药，载药上行。

第三节　涩肠固脱

1. 真人养脏汤《太平惠民和剂局方》

原名纯阳真人养脏汤，说明有神效，以示不同一般。

以治脾为主，兼治其肾。

【组成】人参　当归　白术各六钱　肉豆蔻半两　肉桂　炙甘草各八钱　白芍一两六钱　木香一两四钱　煨诃子一两二钱　罂粟壳三两六钱

【用法】上剉为粗末，每服二大钱，水一盏半，煎至八分，去渣食前温服。忌酒、面、生冷、鱼腥、油腻。助湿热，损胃气，故忌之。

【方解】本方实际亦是八珍汤加减。八珍汤去茯苓、生地、川芎，加罂粟壳、诃子、肉豆蔻以止泻，肉桂以温脏，木香以理气止痛。因久泻伤脾气，亦耗伤阴血，故用八珍加减。

2. 四神丸《内科摘要》

明·薛己著，成书于 1528 年。

以治肾为主，兼治其脾。

【组成】肉豆蔻二两　补骨脂四两　五味子　吴茱萸各二两

【用法】上为末，生姜四两，红枣五十枚，用水一碗，煮姜、枣，水干，取枣肉丸桐子大，每服五七十丸，空心食前服。

【主治】五更泄泻，又名鸡鸣泄，肾泄。

《本事方》二神丸（肉豆蔻、补骨脂）主治"脾胃虚弱，全不进食"，五味子散（五味子、吴茱萸）"治肾泄"。

四神丸治脾肾虚弱，大便不实，饮食不思。（《内科摘要》）

3. 桃花汤《伤寒论》

张志聪："方名桃花，是取君药赤石脂之色如桃花。"柯韵伯："名桃花者，取春和之意义，非徒以色言耳。"二说均有理。

【组成】赤石脂一斤，一半全用，一半筛末　干姜一两　粳米一斤

【用法】上三味，以水七升，煮米令熟，去滓，温服七合，内赤石脂末方寸匕，日三服。若一服愈，余勿服。

第四节　涩精止遗

1. 金锁固精丸 《医方集解》

【组成】沙苑蒺藜　芡实　莲须各二两　龙骨　煅牡蛎各一两

【用法】莲子粉糊为丸，盐汤下。

【主治】遗精。梦而遗者，相火之炽也，宜封髓丹；无梦而遗者，心肾之虚也，宜金锁固精丸。(陈修园《时方妙用·遗精》)

2. 桑螵蛸散 《本草衍义》

宋·寇宗奭撰，刊于 1116 年。

【组成】桑螵蛸　远志　菖蒲　龙骨　人参　茯神　当归龟甲各一两

【用法】上为末，夜卧人参汤调下二钱。

【主治】小便色如米泔，用单味桑螵蛸有独特疗效。

【运用】本方若去桑螵蛸，即成一益智妙方，系孔圣枕中丹加参、归、茯神，功能益阴潜阳，开窍定志，补气养血，宁心安神。亦孔圣枕中丹合定志丸加当归、桑螵蛸而成，故对士子读书过劳，心悸恍惚，健忘，遗尿，遗精者有效。

余因健忘，时或心悸惊恐，溲频，偶或有遗精，舌边齿印，舌胖苔白，服本方最宜也。应每日夜卧时服。（连按1996-8-13于哈尔滨）

3. 缩泉丸《妇人良方》

【组成】乌药　益智仁各等分

【用法】上为末，酒煎山药末为糊丸桐子大，每服七十丸，盐、酒或米饮下。

【运用】亦可用治多涕症属脾肾虚寒者。（南京干祖望）

《严氏济生续方》："治脬气不足，小便频数。"

第五节　固崩止带

1. 固冲汤《医学衷中参西录》

【组成】白术一两　生黄芪六钱　煅龙骨八钱　煅牡蛎八钱　萸肉八钱　生杭芍四钱　海螵蛸四钱　茜草三钱　棕榈炭二钱　五倍子五分，轧细，药汁送服

【用法】水煎服。

【方解】冲脉隶于阳明，故方中君药用大量白术、黄芪，能入阳明，补脾胃而固冲脉，益气便可摄血。

方中海螵蛸、茜草为《黄帝内经》四乌贼骨一蘆茹丸方，变治血枯经闭方为止血化瘀方。

2. 固经丸《丹溪心法》

【组成】黄柏三钱　黄芩一两　椿根皮七钱半　白芍一两　龟板一两　香附二钱半

【用法】为末，酒糊丸，空心温酒或白汤下五十丸。

【主治】阴虚内热。经行不止，及崩中漏下。

【方解】《素问·阴阳别论》所说："阴虚阳搏谓之崩。"阴脉不足，阳脉甚搏，则内崩而血流下。（王冰）

阴虚者，沉取不足。阳搏者，浮取有余。阳实阴虚，故为内崩失血之证。（张景岳《类经》）

龟乃阴中至阴之物，禀北方之气而生，故能补阴，治血、治劳也。（朱震亨《丹溪心法》）

龟板且能止血，《本经》治"漏下"。

3. 易黄汤《傅青主女科》

【组成】山药一两　芡实一两　黄柏二钱　车前子二钱　白果十枚

【用法】水煎，连服四剂。

可作保健食品，山药一两，芡实一两，白果十枚，补脾肾，止带下，可取名坤宁羹。

4. 震灵丹《太平惠民和剂局方》

【组成】禹余粮　紫石英　赤石脂　丁头代赭石各四两　乳香　五灵脂研　没药各二两　朱砂一两

【用法】八味并为末，以糯米煮糊为丸，如小鸡头大，晒干出光，每一粒，空心温酒下；妇人醋汤下。

【主治】冲任虚寒，瘀阻胞宫。

【方解】代赭石，苦寒，《名医别录》治"血痹血瘀"，《大明》治"月经不止"。《普济方》治"妇人血崩，赭石火煅醋淬七次，为末，白汤服二钱"。紫石英，甘温。《本草经疏》："暖子宫……通血脉。"《本经》："女子风寒在子宫，绝孕十年无子。"恐败血冲心，故用朱砂镇心而安魂魄。

程门雪《妇科学讲义》云："若赤白带下已久，少腹作痛，来而甚多，体见弱象，而气滞血不调者，用震灵丹虚实同治。气滞血凝，故用乳、没；体虚滑脱，故用禹、脂，一则涩其久带，一则通其痛，亦一通补之良方也。而世人莫用，药铺中十九不备，妙药不传，其湮没者众矣，诚可惜哉！"（《近代中医珍本集·妇科分册》）

第十三章　安神剂

安神剂分重镇安神、滋养安神二类。重镇安神属"十剂"中的"重可镇怯"范畴。

治神志不安，宜求其本。

第一节　重镇安神

1. 朱砂安神丸《医学发明》

《内外伤辨惑论》："如气浮心乱，以朱砂安神丸镇固之则愈。"

《内外伤辨惑论》成书于1231年，比成书于1315年的《医学发明》早84年。

《兰室秘藏》名安神丸。

【组成】朱砂五钱　黄连六钱　炙甘草五钱半　生地二钱半

当归二钱半

朱砂：《本经》称"丹砂"，《本草图经》称"辰砂"。有毒，甘凉。主要成分为硫化汞，含汞86.2%、硫13.8%。吴仪洛《本草从新》："独用多用，令人呆闷。"

甘草：甘寒，泻火补气。（《内外伤辨惑论》）

【用法】上四味为细末，另研朱砂，水飞如尘，阴干为衣，汤浸蒸饼为丸，如黍米大，每服十五丸，津唾咽之，食后。或温水、凉水少许送下亦得。

朱砂安神丸、磁朱丸内朱砂一物，务必取天然自成，而且一定要水飞细研，去其杂质，力求最细，所谓"研至无声"，方为合格。若误用化学合成之朱砂内服，常易中毒。临证选用时务必辨明。（王绵之）

水飞：中药炮制法之一，是取药材极细粉末的方法。将不溶于水的药材与水共研细，加入多量的水，搅拌，较粗粉粒即下沉，细粉混悬于水中，倾出的混悬液沉淀后，分出，干燥，即成极细的粉末。多用于矿物药，如朱砂、炉甘石。

【文献摘要】唐宗海《血证论》："朱砂之重以镇怯，黄连之苦以清热，当归之辛以嘘血，更取甘草之甘，以制黄连之太苦，地黄之润，以助当归之不及。"《说文》："嘘，吹也。从口虚声。"谓大气鼓动。

2. 磁朱丸《备急千金要方》

原名神曲丸。

《千金要方》："主明目，百岁能读注书方。""学者宜知此方神验不可言，当秘之。"

【组成】磁石二两　朱砂一两　神曲四两

【用法】三味末之，炼蜜为丸，如梧子大，饮服三丸，日三服。

【主治】心肾不交。

【方解】肾水不能上济于心，心火不能下交于肾，故曰心肾不交。磁石滋肾水，朱砂清心火，神曲健脾胃，交合水火之间。脾升胃降，能助心肾相交。

《本草纲目》："磁石法水，色黑而入肾，故治肾家诸病而通耳明目……磁石入肾，镇养真精，使神水不外移；朱砂入心，镇养心血，使邪火不上侵；而佐以神曲，消化滞气，生熟并用，温养脾胃发生之气，乃道家黄婆媒合婴姹之理，制方者宜窥造化之奥乎！"

道家称脾为黄婆，宋·苏轼《东坡集·与孙运句书》："脾能母养余脏，故养生家谓之黄婆。"道家炼丹，称铅为婴儿，称水银为姹女。《西游记·十九回》："婴儿姹女配阴阳，铅汞相投分日月。"姹，艳丽。姹女原指少女。道家炼丹，称水银为姹女。唐·刘禹锡《送卢处士归嵩山别业》:"药炉烧姹女,酒瓮贮贤人。"

升降:心火上炎,当下交;脾主转枢;肾水不足,宜上灌。

3. 珍珠母丸 《普济本事方》

《普济本事方》原名真珠丸,《杂病源流犀烛》清·沈金鳌著,刊于1773年,《沈氏尊生书》(七十二卷)七种中之一种名珍珠母丸。

【组成】真珠母三分　当归　熟地各一两半　人参　酸枣仁　柏子仁各一两　犀角　茯神　沉香　龙齿各半两

许叔微之真珠母即珍珠,非今之真珠母也。原书载"真珠母,未钻真珠也"。

【用法】上药研细末,炼蜜为丸,如梧子大,辰砂为衣,每服四五十丸,金银、薄荷汤下,镇静、清肝热。日午、夜卧服。

【主治】"治肝经因虚,内受风邪,卧则魂散而不收,状若惊悸,真珠圆。"《普济本事方·卷一》之第一方。

【方解】病由肝血不足,阳不潜藏,故君以真珠母重镇安神,配合归、地养肝血,枣仁、柏子仁安神定志,人参、茯神养精神安魂魄，犀角镇惊，龙齿安魂，沉香摄纳浮阳。

第二节　补养安神

1. 天王补心丹《摄生秘剖》

明·洪基（字九有）《摄生秘剖》转引《颐生微论》方。亦见于《校注妇人良方·卷六·妇人热劳方论》，成书于 1531 年，比《秘剖》早 107 年。

实际上敦煌古医方即有本方。"佛说加句灵验尊胜陀罗尼神妙章句真言曰：毗沙门天王奉宣和尚神妙补心丸方。"毗沙门天王即北方多闻天王，四天王之一，在佛教中为护法之天神，兼施福之神。多闻天王手持伞盖。伞盖的意思是环保，防止污染，最重要的是要保护清静心，防止心地的污染。

佛家神妙补心丸方现藏英国伦敦博物馆，编号为 S.5598。

神妙补心丸，即天王补心丹再加干薯蓣、杜仲、百部、甘草、防风、茯神、贝母、乳糖、石菖蒲。

【组成】酸枣仁　柏子仁　当归身　天冬　麦冬各一两　生地四两　人参　丹参　玄参　白茯苓　五味子　远志　桔梗各五钱

【用法】上药为末，炼蜜为丸如梧子大，朱砂用五钱为衣，空心白滚汤下三钱，或圆眼汤俱佳。忌胡荽、大蒜、萝卜、鱼腥、烧酒。

【方解】桔梗，使药力作用于胸膈之上。

【文献摘要】柯琴已提出"神衰"，心藏神故也。

2.酸枣仁汤《金匮要略》

【组成】酸枣仁二升　茯苓二两　知母二两　川芎二两　甘草一两

【用法】上五味，以水八升，煮酸枣仁得六升，内诸药，煮取三升，分温三服。

【方解】本方与天王补心丹均治阴血不足，虚热扰心之心烦失眠。前者重用酸枣仁养血安神，配伍调气疏肝之川芎，酸收辛散并用，具有养血调肝之妙，主治肝血不足，虚烦不眠，后者重用生地，并与二冬、玄参等滋阴清热药为伍。天王补心丹证：此足少阴肾水暗耗，手少阴心阴大伤，乃二少阴合病也。故重用生地为君，补心肾之阴而清虚热，合天麦冬、玄参补肾水以清心火。

【附方】定志丸《杂病源流犀烛》:《千金要方》卷十四即有定志小丸，但无朱砂。

3. 甘麦大枣汤《金匮要略》

又名甘草小麦大枣汤。

【组成】甘草三两　小麦一升　大枣十枚

【用法】上三味，以水六升，煮取三升，温分三服。

【主治】脏躁。脏，心脏也。心之阴血不足，则心神躁扰不宁也。故名脏躁。

徐忠可："补脾气者，火为土之母，心得所养，则火能生土。"

第十四章　开窍剂

本类方剂忌用于脱证。

窍闭均是实证，虚则为脱证。

秽浊：污浊也。如入古墓、古井、深洞、原始森林中，缺氧昏迷之类。

第一节　凉开

1. 安宫牛黄丸《温病条辨》

心包乃心之宫城，本方能清心包之热，故名"安宫"。

【组成】牛黄　郁金　犀角　黄连　黄芩　山栀　朱砂　雄黄各一两　梅片　麝香各二钱五分　珍珠五钱

【用法】为极细末，炼老蜜为丸，每丸一钱，金箔为衣，蜡护。脉虚者人参汤下，脉实者银花、薄荷汤下，每服一丸。

大人病重体实者，日再服，甚至日三服；小儿服半丸，不知，再服半丸。

【功用】清热解毒，开窍醒神。

"迷迷糊糊牛黄丸"，长于清心豁痰。

【主治】舌謇舌体卷缩，转动不灵，舌红舌赤中黄浊，口气重或绛。

【方解】叶天士《温热论》云："温邪上受，首先犯肺，逆传心包。"

《灵枢·邪客》："心者，五脏六腑之大主也，精神之所舍也，其藏坚固，邪弗能容也。容之则心伤，心伤则神去，神去则死矣。故诸邪之在于心者，皆在于心之包络。"

开窍与寒下并用：《温病条辨》牛黄承气汤即以"安宫牛黄丸二丸，化开，调生大黄末三钱，先服一半，不知再服。""治阳明温病，下之不通，邪闭心包，神昏舌短，内窍不通，饮不解渴者。"

【附方】牛黄清心丸《痘疹世医心法》：即安宫牛黄丸减味（去犀角、麝香、梅片、珍珠、雄黄、金箔）。

2. 紫雪《外台秘要》

一名紫雪散、紫雪丹。

【组成】石膏　寒水石　滑石　磁石各三斤　犀角屑　羚羊角屑各五两　青木香　沉香各五两　玄参　升麻各一斤　甘草炙，八两　丁香一两　朴硝精者，十斤，制　硝石四升，精制　麝香五分，研　朱砂三两，水飞　黄金一百两

硝石：利尿、泻下、解毒，为矿物硝石经加工炼制而成的结晶。青木香：即今之广木香。

自宋《本事方》后即去黄金，《温病条辨》亦去黄金。

【用法】上十三味，以水一斛，先煮五种金石药，得四斗，去滓后内八物，煮取一斗五升，去滓。取硝石四升，芒硝亦可，用朴硝精者十斤投汁中，微炭上煎，柳木篦搅勿住手，有七升，投在木盆中，半日欲凝，内成研朱砂三两，细研麝香当门子五分，内中搅调，寒之二日成霜雪紫色，病人强壮者，一服二分，当利热毒，老弱人或热毒微者，一服一分，以意节之。

【功用】"乒乒乓乓紫雪丹"，长于镇痉熄风，以高热痉厥为辨证要点。

【方解】四石二硝泄热，羚羊角镇痉熄风。

方名紫雪，一谓其药制成为"霜雪紫色"；又因其性大寒，譬如霜雪之沃火焰也。（段富津《自考方剂学》）

王焘《外台秘要》卷十八引苏恭方"紫雪：疗脚气毒遍内

外，烦热，口中生疮，狂易叫走，及解诸石草热药毒发，邪热
卞黄等。瘴疫毒疬，卒死温疟，五尸五注，心腹诸疾，绞刺切
痛，蛊毒鬼魅，野道热毒，小儿惊痫百病最良方。"

【使用注意】中病即止。孕妇禁用。防止漏底（即过用本
方，导致泄泻），最伤元气。

3. 至宝丹《太平惠民和剂局方》

【组成】生乌犀　朱砂　雄黄　生玳瑁　琥珀各一两　麝香
龙脑各一分　金箔　银箔各五十片　牛黄半两　安息香一两半，酒浸，
重汤煮令化，去滓，约取一两净

【用法】将生犀、玳瑁为细末，入余药研匀，将安息香膏
重汤煮，凝成后，入诸药中和搜成剂，盛不津器中，并旋圆如
桐子大，用人参汤化下三丸至五丸。每二岁儿服二丸，人参汤
化下。

【功用】"昏昏沉沉至宝丹"，长于化浊开窍。

【主治】神昏不语，痰盛气粗。痰浊阻塞气道，甚至喉中
痰声漉漉。

《苏沈良方》："至宝丹，出《灵苑》。本池州医郑感，庆历
中为予处此方，以屡效，遂编入《灵苑》。""旧说主疾甚多，大
体专疗心热血凝，心胆虚怯，喜惊多涎，睡中惊魇，小儿惊

热，女子忧劳，血滞血瘀，产后心虚怔忡尤效。血病生姜、小便化下。"

庆历为宋仁宗年号（1068～1085年）。

4. 行军散《霍乱论》

【组成】西牛黄　麝香　珍珠　冰片　硼砂各一钱　雄黄飞净，八钱　硝石三分，精制　飞金二十页

硼砂：清热解毒。

【用法】各研极细粉，再合研匀，瓷瓶密收，以蜡封之，每服一二分，凉开水调下。

【主治】搐鼻可避时疫之气。夏月人多气秽之时搐鼻。亦可点眼治瘀气。（俞震《古今医案按》）

第二节　温开

1. 苏合香丸《太平惠民和剂局方》

本方最早出《外台秘要》卷十三引唐玄宗《开元广济方》，名吃力伽丸（吃力伽即白术）。

【组成】白术　青木香　乌犀屑　香附子炒，去毛　朱砂研，水飞　诃黎勒煨，去皮　白檀香　安息香别为末，用无灰酒一升熬膏

沉香　麝香研　丁香　荜茇各二两　龙脑研　苏合香油入安息香膏内　薰陆香（乳香）别研，各一两

苏合香：恭曰：今从西域及昆仑来，紫赤色，与紫真檀相似，坚实极芳香。时珍曰：按《寰宇志》云：苏合油出安南、三佛齐诸番国。树生膏，可为药，以浓而无滓者为上。西域，汉之后对玉门关、阳关以西地区的总称。始见于《汉书·西域传》。广义称凡通过西域所能到达的地区，包括亚洲中西部、印度半岛、欧洲东部和非洲北部。

安息香：时珍曰：此香辟恶，安息诸邪，故名。按段成式《酉阳杂俎》云：安息香树出波斯国（古地名，缅甸南部），呼为辟邪树。刻其树皮，其胶如饴，名安息香。通神明，辟众恶。

【用法】为细末，入研药匀，用安息香膏并炼白蜜和剂，每服旋丸如梧桐子大，早朝取井华水，温冷任意，化服四丸，老人、小儿可服一丸，温酒化服亦得，并空心服之。心，即胃也。

【主治】时行瘴疠之气。时行即流行病，又称瘴毒、山岚瘴气。《医学正传》："岭南闽广等处曰瘴气，盖指山岚雾露烟瘴湿热恶气而名之也。"岭南即今云南。

沈括《梦溪笔谈》：太尉王文正公气羸多病，宋真宗面赐

药酒一瓶，令空腹饮之，可以和气血，辟外邪。公饮之，大觉安健，次日称谢。上曰：此苏合香酒也。每酒一斗，入苏合香丸一两同煮，极能调和五脏，却腹中诸疾。每冒寒夙兴，则宜饮一杯。自此臣庶之家皆仿为之，此方盛行于一时。(《本草纲目》)

【方解】十味香药：苏合香、麝香、乳香、木香、香附、丁香、沉香、白檀香、冰片、安息香。心为阳中之太阳，心为火脏，故用犀角、朱砂等清热镇心之品。恐十香散气，故用白术、诃子补气敛气。

2. 紫金锭（又名玉枢丹）《片玉心书》

【组成】山慈菇三两　红大戟一两半　千金子霜一两　五倍子三两　麝香三钱　雄黄一两　朱砂一两

山慈菇：泄热散结，内服外敷均可。

千金子霜：即续随子，榨去油用。泻下逐水，有毒。内服三厘至五厘（0.1～0.15克），不入煎剂，入丸散用。

【用法】为末，糯米糊作锭子，磨水搽。

【主治】治食物中毒，吐泻有效。余年轻时见张宗良先生用治食臭螺狮中毒吐泻者。

第十五章　理气剂

第一节　行气

1. 越鞠丸 《丹溪心法》

出《丹溪心法》卷三："越鞠丸，解诸郁。"发越郁结之气，故名越鞠。诸郁，指气、血、痰、火、湿、食六郁。

《本草纲目》："丹溪朱氏治六郁，越鞠丸中用越桃、鞠穷，故以命名。"越桃，栀子别名，源出《别录》。鞠穷，川芎别名，源出《左传》。

【组成】香附　川芎　苍术　神曲　栀子各等分

【用法】为末，水丸如绿豆大。

【主治】六郁证。胸膈痞闷气，脘腹胀痛血，嗳腐吞酸食、火，恶心呕吐痰、湿，饮食不消食。

2. 柴胡疏肝散《景岳全书》

【组成】柴胡　陈皮各二钱　香附　川芎　枳壳　芍药各一钱半　炙甘草五分

【用法】水一盅半，煎八分，食前服。

【主治】胁肋疼痛，寒热往来。或胃脘胀满，攻痛连胁，嗳气频繁。

明·王肯堂《证治准绳·类方》（成书于1602年）引明·叶文龄《医学统旨》方（成书于1534年）："治左胁痛。柴胡、陈皮醋炒者二钱，川芎、芍药、枳壳麸炒者各一钱半，甘草炙五分，香附一钱半。上作一服，水二钟，煎八分，食前服。"叶氏著作比《景岳全书》（成书于1624年）早90年。

3. 四磨汤《济生方》

【组成】人参　槟榔　沉香　天台乌药各等分

【用法】四药各浓磨水，和作七分盏，煎三五沸，放温服。

"壮者气行则却，怯者着而为病"。故加参也。

【功用】破气降逆，宽胸散结。兼以扶正。

治七情伤感，上气喘息，妨闷不食。（《济生方》）

【附方】五磨饮子：即四磨去参，加木香、枳实。

四磨饮、五磨饮子，皆用磨汁服，取其"气味齐到"，但磨汁费力费时，若研极细作散剂冲服，亦可效如桴鼓。若作汤剂煎服，沸后二三分钟即可，多煎则香气走失，药效大减，不可不明。（王绵之）

4.厚朴温中汤《内外伤辨惑论》

【组成】厚朴　陈皮各一两　炙甘草　茯苓　草豆蔻仁　木香各五钱　干姜七分

【用法】合为粗散，每五钱匕，水二盏，生姜三片，煮至一盏，去滓温服，食前。忌一切冷物。

【方解】本方当用陈皮为臣，量大，助厚朴温中下气燥湿。

《内外伤辨惑论》："戊火（胃阳）已衰，不能运化，又加客寒，聚为满痛，散以辛热，佐以苦甘，以淡泄之。气温胃和，痛自止矣。"

5.金铃子散《素问病机气宜保命集》

时珍曰："用之中的，妙不可言。"

【组成】金铃子　玄胡索各一两

【用法】为细末，每服三钱，酒调下。以散剂疗效为好。

【主治】心腹胁肋诸痛。陈修园《医学从众录》："心痛，即胃脘痛也。"

《雷公炮炙论》："心痛欲死，速觅延胡"。

6. 天台乌药散《医学发明》

出自《医学发明·卷五·滑脉生癞疝》

【组成】天台乌药 木香 茴香 青皮 高良姜各半两 槟榔二个 川楝子十个 巴豆七十粒

巴豆：导气消积，去脏腑停寒。(《珍珠囊》)

【用法】上八味，先将巴豆微打破，同川楝子用麸炒黑，去巴豆及麸皮不用，合余药共研为末，和匀，每服一钱，温酒送下。

时珍曰：麸乃麦皮也。陈藏器：止痛散血。

汤剂可用巴豆15～20个与川楝同炒黑，去巴豆。

【方解】本方有木香、槟榔，再加川楝子与巴豆同炒，故服后有肠鸣和大便畅行的情况，腹痛气胀往往随之减轻。

【运用】橘核丸与天台乌药散同治癞疝，均能行气止痛。但天台乌药散偏于行气散寒止痛，用于寒凝气滞之疝痛，行气力量强；而橘核丸偏于行气活血，软坚散结，用于寒湿侵犯，厥阴气滞血凝之睾丸肿胀偏坠，软坚散结力量强。

【文献摘要】张秉成《成方便读》："一如用兵之法，巴、楝，钦点之上将也；青、槟，前导之先锋也；乌药、木香为偏神之将；茴香、良姜为守营之官。立方之神，真战无不克也。”
方中巴、楝作用最猛，故为上将；青、槟破气，故为先锋；乌
药、木香理气，故为偏将；茴香、良姜以温散为主，故为守营
之官。又以天台乌药作方名，说明药需道地，方能奏效。

7. 橘核丸《济生方》

【组成】橘核炒　海藻洗　昆布洗　海带洗　川楝子去肉, 炒
桃仁麸炒, 各一两　木通　厚朴去皮, 姜汁炒　枳实麸炒　木香不见
火　延胡索炒, 去皮　桂心不见火, 各半两

【用法】为细末，酒糊为丸，如桐子大，每服七十丸，空
心温酒盐汤送下。

【方解】实际为金铃子散加味，因寒湿久而化热，故用川
楝子、木通、海藻、昆布、海带等苦寒、咸寒药。

【运用】程钟龄《医学心悟》也有橘核丸，方由橘核、荔
核、小茴香、香附、川楝、山楂六味药组成，治肝寒气滞，疝
气胀痛者。

上海雷允上制药厂有"茴香橘核丸"，即《济生方》橘核丸
去海带，加小茴，治睾丸鞘膜积液，睾丸炎等。

8. 暖肝煎 《景岳全书》

【组成】小茴香二钱　肉桂一二钱　当归二三钱　枸杞子三钱　乌药二钱　沉香一钱　茯苓二钱

【用法】水一盅半，加生姜三五片，煎七分，食远温服。

【方解】橘核丸、天台乌药散治疝气实证，本方治疝气虚证（肝肾阴血虚受寒）。乃肝肾阴血不足，又受阴寒之邪，而致厥阴经络气滞湿阻，以致腹痛疝气。故用当归、杞子温补肝肾阴血，小茴、肉桂温散肝肾阴寒，乌药、沉香散厥阴之气滞，茯苓、生姜祛少阴之水湿，药证相符，效如桴鼓。

用茯苓、生姜，有真武汤意；景岳云："如寒甚者，加吴茱萸、干姜"，有当归四逆汤意。可见病在肝肾。

9. 良附丸 《良方集腋》

清·谢元庆著，刊于 1841 年。

宋·杨士瀛《仁斋直指方》（撰于 1260 年）即有此方，"秽积脾疼方，香附子净、良姜等分，上为末，每服二钱，空心陈米汤调服"。惜未出方名。

【组成】高良姜酒洗七次，焙，研　香附醋洗七次，焙，研，各等分

【用法】上二味须要各研各贮，用时以米饮汤加入生姜汁

一匙，盐一撮，为丸，服之立止。

寒甚，良姜多一倍；气甚，香附多一倍。

10. 半夏厚朴汤《金匮要略》

【组成】半夏一升　厚朴三两　茯苓四两　生姜五两　苏叶二两

【用法】以水七升，煮取四升，分温四服，日三夜一服。

【方解】仲景用生半夏，故重用生姜佐之，取生姜解半夏毒，且能化痰；苏叶：芳香行气，轻清上浮。

【运用】南宋·王硕，永嘉县人，庆元丙辰年（1196）著《易简方》有四七汤即半夏厚朴汤，煎服法中再加大枣："治七气所伤，痰涎，喘急，呕逆。"半夏五两，茯苓四两，厚朴三两，紫苏叶二两，哎咀，每服四钱，水一盏半，姜七片，枣一个，煎至六分，去滓热服，不以时候。方名四七者，即用四味药能治七情气。

自叙：监临安府富阳县酒税务王硕。

第二节　降气

1. 定喘汤《摄生众妙方》

明·张时彻著，浙江鄞县人。

【组成】白果二十一个　麻黄三钱　苏子二钱　款冬花三钱
杏仁七个　桑白皮三钱　黄芩一钱半　半夏三钱　甘草一钱

【用法】水三盅，煎二盅，作二服，每服一盅，不用姜，
不拘时，徐徐服。

【主治】风寒外束，痰热内蕴，哮喘咳嗽。王旭高："治之
之法，表寒宜散，膈热宜清，气宜降，痰宜消，肺宜润。"

【方解】本方散表寒，清痰热，降肺气，极效。

【使用注意】若新感风寒，虽恶寒发热，无汗而喘，但内
无痰热者，本方不宜使用。因有桑皮、黄芩故也。宜麻黄汤。
或哮喘日久，肺肾阴虚者，皆不宜使用。宜麦味地黄丸。

2. 旋覆代赭汤《伤寒论》

【组成】旋覆花三两　人参二两　生姜五两　代赭石一两　炙
甘草三两　半夏半升　大枣十二枚

【用法】以水一斗，煮取六升，去滓，再煮取三升，温服

一升，日三服。

【主治】心下痞硬，噫气不除。①噫（yī），叹词。《论语·先进》："德行，颜渊、闵子骞、冉伯牛、仲弓"，"颜渊死，子曰：噫，天丧予！天丧予！"朱熹注："噫，伤痛声。悼道无传，若天丧己也。"②噫（ài），嗳气，证名。《景岳全书·杂证谟》："噫气，饱食之臭，即嗳气也。"

【附方】干姜人参半夏丸《金匮要略》："妊娠呕吐不止，干姜人参半夏丸主之。"干姜人参半夏丸与橘皮竹茹汤均能用治妊娠恶阻，一治胃有寒饮，一治胃有虚热。

3. 橘皮竹茹汤《金匮要略》

【组成】橘皮二斤　竹茹二升　生姜半斤　甘草五两　人参一两　大枣三十枚

【用法】上六味，以水一斗，煮取三升，温服一升，日三服。

【方解】本方及旋覆代赭汤均用参、草、姜、枣，说明本质是胃气虚寒，两方之生姜均用于降逆止呕止噫，故均重用，非一般之用姜枣调和营卫也。

【运用】旋覆代赭汤、橘皮竹茹汤皆用治胃虚气逆之证。然"前方中质轻性温之旋覆花量三倍于质重性寒之代赭石，后方中竹茹量较大，而姜、枣、甘草之量也大，可知其本质是胃气虚寒。若不明此意，徒知用代赭石重镇降逆，或用大寒清热，即侥幸见功，必贻后患。"（王绵之）

4. 丁香柿蒂汤《症因脉治》

【组成】丁香　柿蒂　人参　生姜原书不著分量

【用法】水煎服。

"治胃寒呃逆脉迟者。"

【附方】柿蒂汤《济生方》：属寒呃而正气未虚者。

5. 苏子降气汤《太平惠民和剂局方》

本方始载于《千金要方》，原名为紫苏子汤。

【组成】紫苏子　半夏各二两半　川当归两半　甘草爁，二两前胡　厚朴各一两　肉桂一两半

【用法】上为细末，每服二大钱，水一盏半，入生姜二片，枣子一个，苏叶五叶，同煎至八分，去滓热服，不拘时候。

【主治】降气平喘，祛痰止咳。温肾纳气。

《千金要方》："治脚弱上气。"此下虚上实证也。

第十六章　理血剂

概念：凡以理血药应是活血化瘀药或止血药为主组成，具有活血祛瘀或止血作用，治疗血瘀或出血病证的方剂，统称理血剂。理血即治理血分病的方法，应包括补血、凉血、温血、活血祛瘀、止血五种。

第一节　活血祛瘀

1.桃核承气汤《伤寒论》

【组成】桃仁五十个　大黄四两　桂枝二两　炙甘草二两　芒硝二两

【用法】上四味，以水七升，煮取二升半，去滓，内芒硝，更上火，微沸，下火，先食，温服五合，日三服，当微利。

芒硝冲，饭前空腹温服，增强走下焦活血祛瘀的作用，服后当微利，使瘀有出路。

【主治】少腹急结急痛结硬，小便自利。此鉴别诊断法也，同蓄水"小便不利"相鉴别。

【附方】下瘀血汤《金匮要略》：腹痛拒按，按之有块，固定不移，舌有瘀点。

2. 血府逐瘀汤《医林改错》

【组成】桃仁四钱　红花三钱　当归三钱　生地黄三钱　川芎一钱半　赤芍二钱　牛膝三钱　桔梗一钱半　柴胡一钱　枳壳二钱甘草一钱

【用法】水煎服。

【方解】"血化下行不作劳"。（此句及此下附方中两句皆出王清任《医林改错》）

【医案】2004 年，浙江省政府经济协作办主任涂强，患冠心病，已定手术，适与余于省政协常委会相遇，脉结，胸痛，用本方而瘥。随访十余年，身体健康。

【附方】

（1）通窍活血汤："通窍全凭好麝香"。无麝香可加白芷 1克，可引经向上。（王绵之）

（2）膈下逐瘀汤：胸膈之上血瘀用血府逐瘀汤，胸膈之下血瘀用膈下逐瘀汤。

（3）少腹逐瘀汤：亦治少腹瘀血所致的不孕证，"调经种子第一方"。

3. 温经汤《金匮要略》

【组成】吴茱萸三两　当归二两　芍药二两　川芎二两　人参二两　桂枝二两　阿胶二两　牡丹皮二两　生姜二两　甘草二两　半夏半升　麦冬一升

【用法】上十二味，以水一斗，煮取三升，分温三服。

【方解】《素问·调经论》："血气者，喜温而恶寒，寒则泣不能流，温则消而去之。"《类经》："寒则凝泣而留滞，温则消散而运行。泣、涩同。"

本方以麦冬、半夏剂量为最大。方中麦冬以养胃阴，血属阴，靠后天胃气以生；半夏以降胃气，即所以安冲，即可以止血，以冲脉隶于阳明故也。亦说明治漏下，治月事不调，切切不可忽视后天之本也。

4. 生化汤《傅青主女科》

生新而后化瘀。

【组成】全当归八钱　川芎三钱　桃仁十四枚　姜炭五分　炙

甘草_{五分}

【用法】黄酒、童便各半煎服。

《景岳全书》1624年，引会稽钱氏世传方。"钱氏生化汤，此钱氏世传治妇人者。"钱氏方全当归五钱，川芎二钱，桃仁十粒，炮姜三分，炙甘草五分。

绍兴钱氏女科从北宋起源迄今已二十二代。

北方常用的产后生化汤为川芎一钱，当归三钱，红花一钱，益母草一钱，泽兰一钱，桃仁五分，炙甘草五分，炮姜五分，南山楂二钱，老酒五钱同煎（口诀：川芎一钱当归三，一红一母一泽兰，桃仁炙草炮姜五，南楂二钱老酒煎）。加少量红花、益母草、泽兰活血养血，祛瘀生新，山楂入血化瘀。(《刘奉五妇科经验》)

5. 桂枝茯苓丸《金匮要略》

【组成】桂枝　茯苓　丹皮　桃仁_{去皮尖}　芍药_{各等分}

【用法】炼蜜和丸，如兔屎大，每日食前服一丸，不知，加至三丸。

【主治】《金匮要略·妇人妊娠病脉证并治》："妇人宿有癥病，经断未及三月，而得漏下不止……为癥痼害……所以血不止者，其癥不去故也，当下其癥，桂枝茯苓丸主之。"

【方解】宗"有故无殒，亦无殒也"之旨。故，谓有大坚癥瘕，痛甚不堪，则治以破积愈癥之药。是谓不救必乃尽死，救之盖犹存其大也，虽服毒不死也。上无殒，言母必全，亦无殒，言子亦不死也。（王冰）

《妇人良方》称本方为夺命丹，用治妇人小产，子死腹中。若胎尚未损，服之可安；已死，服之可下。（陈自明《妇人良方》）

6. 失笑散《太平惠民和剂局方》

【组成】五灵脂　蒲黄各等分

【用法】先用醶醋调二钱，熬成膏，入水一盏，煎七分，食前热服。醶（yàn），浓也。

【主治】失笑散，治产后心腹痛欲死，百药不效，服此顿愈。（《太平惠民和剂局方·卷之九·治妇人诸疾》）

【方解】用醋冲服，取其活血脉，化瘀血。且制五灵脂腥臊之气味。《本草拾遗》谓醶醋"破血运……杀恶毒"。

【运用】陈莲舫《女科秘诀大全》记载："失笑散治妇人瘀结，少腹急痛。等分为散，每服二钱半，酒煎入砂糖少许，和滓服，少顷再服。如瘀结腹痛，经水反多，元气亏弱，药力不行者，用人参煎汤调服，以搏击之。"（《近代中医珍本集·妇科

分册》)

十九畏歌有云："人参最怕五灵脂"，陈莲舫用人参汤调服失笑散，在于加强五灵脂的药效。

7.丹参饮《时方歌括》

【组成】丹参—两　檀香　砂仁各—钱半

【用法】以水一杯，煎七分服。

【主治】治心痛方，妇人服之甚效。丹参一两，檀香一钱，砂仁一钱，共煎八分，服之即愈。（叶天士《种福堂公选良方》)

【医案】步玉如医案：陈某，男，36岁。患胃痛七年，诊为胃溃疡。近一周疼又发作，局限于上腹偏右一小片，呈持续刺痛，不喜按，无恶心，不反酸，纳食尚可，大便正常，舌边瘀斑，苔薄白，脉沉。辨为血瘀痛，予丹参饮：丹参15克，白檀香10克，砂仁6克，四付。一周后疼痛已止，照原方继服四至八剂，以巩固疗效。（周乐年.步玉如老师治疗胃脘痛的经验.河南中医，1984，（3）：20-22.）

8.鳖甲煎丸《金匮要略》

【组成】鳖甲十二分，炙　乌扇烧　黄芩　地虱熬　干姜　大

黄　桂枝　石韦去毛　厚朴　紫葳　阿胶各三分　柴胡　蜣螂熬,

各六分　芍药　牡丹去心　䗪虫熬, 各五分　蜂窠炙, 四分　赤硝

十二分　瞿麦　桃仁各二分　人参　半夏　葶苈熬, 各一分

【用法】上二十三味为末，取煅灶下灰一斗，清酒一斛五
斗，浸灰，候酒尽一半，着鳖甲于中，煮令泛烂如胶漆，绞取
汁，内诸药，煎为丸，如梧子大。空心服七丸，日三服。

煅灶下灰：苏颂曰：煅灶中飞出如尘，紫色而轻虚，为铁
精。弘景曰：铁精，铁之精华也。铁华粉，主癥瘕。(《本草纲
目·金石部》) 愚意补血！

【主治】《金匮要略·疟病脉证并治》："病疟以月一日发，
当以十五日愈，设不瘥，当月尽解。如其不瘥，当云何？师
曰：此结为癥瘕，名曰疟母，急治之，宜鳖甲煎丸。"

【方解】本方中有桂枝、芍药，柴胡、半夏、黄芩、人参，
桂枝、芍药、丹皮、桃仁这三组药，寓和营卫、和少阳、化癥
瘕于一炉，再加鳖甲、四虫软坚活血，再加清热（射干）、温中
（干姜）、攻下（硝、黄）、理气（厚朴）、祛水（石韦、瞿麦）、
祛痰（葶苈）、补血（阿胶），数法并用，宜于消癥也。

【文献摘要】临床报道：以鳖甲煎丸治疗251例晚期血吸
虫病，肝脾肿大，有效率为100%，本病例除肝脾肿大外，尚
有腹水、消瘦、微寒热、咳嗽、头晕目眩、四肢乏力、泄泻

等。以鳖甲煎丸治疗后，肝脾均有不同程度软化和缩小。其中部分伴有高度腹水的患者，先给予子龙散消除腹水，而后再服鳖甲煎丸，疗效巩固达 80%。（陈世伦.鳖甲煎丸治疗 251 例晚期血吸虫病肝脾肿大疗效观察.江西中医药，1959，（6）：6-7）。

子龙散，即控涎丹：甘遂、大戟、白芥子各等分，为细末，面糊为丸，梧桐子大。每服五至十九，临卧姜汤送下。（《三因方》）

9. 七厘散《良方集腋》

出《良方集腋·损伤门》。

此方传自军营，凡打仗受伤屡有起死回生之功，两粤云贵得此，调治斗殴诸重伤，无不应手立瘥，药固平淡，配制亦易。（《良方集腋》）

【组成】血竭一两　麝香　冰片各一分二厘　乳香　没药　红花各一钱五分　朱砂一钱二分　儿茶二钱四分

【用法】上八味，研极细末，收贮瓷瓶，黄蜡封口。急用干糁，定痛止血，先将此药七厘，冲烧酒服之，后用烧酒调敷。

谢元庆："服不可多，故以七厘名之。"七厘指服用之量，即今 0.22 克。孕妇忌服。

王绵之经验，内服量当控制在 0.3 克以内。段富津、李飞说可服 1～2 克。

10. 大黄䗪虫丸《金匮要略》

【组成】大黄蒸，十分　黄芩二两　甘草三两　桃仁一升　杏仁一升　芍药四两　干地黄十两　干漆一两　虻虫一升　水蛭百枚　蛴螬一升　䗪虫半升

【用法】上十二味，末之，炼蜜和丸小豆大，酒饮服五丸，日三服。

【主治】七伤：指食伤、忧伤、饮伤、房室伤、饥伤、劳伤，经络营卫气伤，以致内有干血。

第二节　止血

指出使用止血剂应注意留瘀问题。要考虑止血而不留瘀。

1. 十灰散《十药神书》

元·葛可久著。

【组成】大蓟　小蓟　荷叶　侧柏叶　茅根　茜根　山栀　大黄　牡丹皮　棕榈皮各等分

【用法】上药各烧灰存性，研极细末，用纸包，碗盖于地上一夕，出火毒。用时先将白藕捣汁或萝卜汁磨京墨半碗，调服五钱，食后服下。现代作丸剂，一般不用散剂。

2. 咳血方《丹溪心法》

【组成】青黛　瓜蒌仁　海粉　栀子　生诃子原方未著分量

海粉：海兔科动物蓝斑背肛海兔的卵群带，青绿色，细索状如挂面，扭曲呈不规则形。蓝斑背肛海兔分布于我国东南沿海，厦门附近有大量养殖。《医学入门》："治肺燥郁胀咳喘，热痰能降，湿痰能燥，块痰能软，顽痰能消。"《随息居饮食谱》："清胆热，去湿化顽痰，消瘿瘤，愈瘰疬。"

海粉，一本用海石。(《丹溪治法心要》)

【用法】上为末，以蜜同姜汁为丸，嚼化。

青黛难溶于水，故宜作丸散剂，或调入汤中服。

【主治】肝火灼肺。木火刑金。

【方解】本方乃黛蛤散加清热止血化痰止咳之品。

丹溪咳血方案：顾某，女，30岁。患肺结核已10年，有咳血史。1月来，反复咳血不止，用本方加瓜蒌皮、南北沙参、麦冬、玉竹、墨旱莲、白茅根、侧柏叶、青黛（包）1.2克。服药2剂，咳血即止。(毕华.朱承汉治疗血证经验.浙江中医杂志，1986，21（1）:5-6.）

3. 槐花散《本事方》

【组成】槐花　侧柏叶　荆芥炭　枳壳各等分

【用法】上为细末，用清米饮调下二钱，空心食前服。

【主治】便前出血肠风，便后出血脏毒，血色鲜红肠风，或晦暗脏毒。

肠风：①指痔疮出血（《世医得效方·失血》）；②泛指因脏腑劳损，气血不调及风冷热毒搏于大肠所致的便血（《太平圣惠方》卷六十）；③指大便下血，血在粪前，色多鲜红（《寿世保元·便血》）。

脏毒：①指脏中积毒所致的痢疾（《三因方·辨肠风论》）；②指内伤积久所致的便血，血色黯，多在便后（《医学入门》）；③指肛门肿硬，疼痛流血（《血证论》）；④指肛门痈，生于肛门内外的痈，即肛门周围脓肿。

【方解】槐花、柏叶凉血止血，配荆芥穗入血分疏风止血，枳壳入气分，宽肠行气，使大便畅通，出血可止。

4. 小蓟饮子《济生方》

【组成】生地黄四两　小蓟半两　滑石半两　木通半两　蒲黄

半两　藕节_{半两}　淡竹叶_{半两}　当归_{半两}　山栀子_{半两}　甘草_{炙，}
_{半两}

【用法】咬咀，每服四钱，水一盏半，煎至八分，去滓温服，空心食前。

【方解】实为导赤散加味，治心与小肠之积热。合六一散加小蓟、蒲黄、藕节、当归、山栀。血多加白茅根更好。

第十七章　治风剂

第一节　疏散外风

1. 川芎茶调散《太平惠民和剂局方》

【组成】川芎　荆芥各四两　白芷　羌活　甘草各二两　细辛一两　防风一两半　薄荷八两

【用法】上为细末。每服二钱，食后茶清调下。

【方解】方中重用薄荷，因风为阳邪，善行数变，可郁而化热。

【附方】菊花茶调饮录自《医方集解》：由川芎茶调散加菊花、僵蚕而成。若加蔓荆子、苦丁茶尤妙。（扬州王幼儒，1909—1991）

2.大秦艽汤《素问病机气宜保命集》

【组成】秦艽三两　川芎　独活　当归　白芍　石膏　甘草各二两　羌活　防风　白芷　黄芩　白术　茯苓　生地　熟地各一两　细辛半两

【用法】上为粗末，每服一两，水煎，去滓，温服，不拘时候。

【方解】本方即独活寄生汤去寄生、川断、杜仲、牛膝、肉桂、人参等入下焦药及温补药。因病不在里，不在脏腑而在经络，故加入羌活、白芷、白术、黄芩、石膏以祛风湿，清郁热。秦艽，苦辛、平。《名医别录》："疗风，无问久新。"

【运用】痰湿重者可去地黄，如无内热，可去石膏、黄芩，或加僵蚕、全蝎以祛风通络，半夏、南星以化湿痰。（二版教材《中医内科学》）

切记不可误用于肝肾阴亏，阳亢风动之证。（王绵之）

3.小活络丹《太平惠民和剂局方》

【组成】川乌炮，去皮脐　草乌炮，去皮脐　天南星炮　地龙去土，各六两　乳香研　没药研，各二两二钱

【用法】上为细末，入研药令匀，酒面糊为丸，如梧桐子大，每服二十丸，空心日午冷酒送下，荆芥茶下亦得。

现代用法，炼蜜为丸，每丸3克，陈酒或温开水送服，一次1丸，一日2次。

【方解】地龙入络，功能通经活络。《蜀本草》记载"解射罔毒"。即"草乌头取汁，晒为毒药，射禽兽，故有射罔之称"（《本草纲目》）。说明地龙能解草乌之毒。

【运用】久病或体虚者，以大活络丹为宜。（王绵之）

4. 牵正散 《杨氏家藏方》

宋·杨倓著。倓（tán），安静，安然，多用于人名。

【组成】白附子 僵蚕 全蝎各等分

【用法】上为细末，每服一钱，热酒调下，不拘时候。

【主治】风痰阻络，口眼㖞斜，面部肌肉抽动。

【附方】止痉散上海中医学院编《方剂学》：主治破伤风、乙型脑炎所致之痉厥，四肢抽搐等。

全蝎与蜈蚣的镇痉作用有强弱之不同。如果把全蝎的作用看作一，那么蜈蚣则是它的三倍，照此推算，等量的全蝎与蜈蚣同用，应该是全蝎作用的四倍。其实不然，而是七倍。（王绵之.遣药组方的原则性与灵活性.天津中医学院学报，1986，（4）：14）

5. 玉真散 《外科正宗》

【组成】天南星　防风　白芷　天麻　羌活　白附子各等分

【用法】上为细末，过筛，混匀，每次一钱至二钱，用热酒或童便调服；外用适量，敷患处。*服后忌吹风。*

【附方】五虎追风散山西省史全恩家传方：*蝉蜕一两，天南星二钱，明天麻二钱，全虫带尾七个，僵蚕七条，炒，以上用水煎服，用黄酒二两为引，服前先将朱砂面五分冲下，每服后五心（两手心、两脚心和心窝）出汗即有效。但出汗与否，应于第二日再服，每日一付，服完三付后，第二日用艾灸伤口。（吴书曾．介绍史传恩治疗破伤风秘方．中医杂志，1955，（10）：21.）*

6. 消风散 《外科正宗》

【组成】荆芥　防风　牛蒡子　蝉蜕　苍术　苦参　石膏　知母　当归　胡麻仁　生地各一钱　木通　生甘草各五分

胡麻，又名脂麻，入药多用黑脂麻。《本经》名巨胜子。《本草从新》："凉血解毒。"《本草求真》："润燥滑肠，去风解毒""出于胡种大宛者尤佳"。

【用法】水二盅，煎至八分，食远服。

【主治】风疹瘙痒。*痒属风，色红属热，出水属湿。*

《外科正宗》:"治风湿浸淫血脉,致生疮疥,瘙痒不绝,及大人小儿风热瘾疹,遍身云片斑点,乍有乍无并效。"

瘾疹:又名隐疹。《素问·四时刺逆从论》作"隐轸"。《简明中医辞典》:"皮肤出现大小不等的风团,小如麻粒,大如豆瓣,甚则成片成块,剧痒,时隐时现,即荨麻疹。"

第二节　平熄内风

1. 羚角钩藤汤《通俗伤寒论》

凉肝熄风法,俞氏经验方。

【组成】羚羊角一钱半　钩藤三钱　霜桑叶二钱　滁菊花三钱　鲜生地五钱　生白芍三钱　川贝母四钱　竹茹五钱　茯神木三钱　生甘草八分

【用法】水煎服。

【医案】1986年4月底,余治嘉兴秀州中学退休女老师周美华头痛烦躁,舌红绛少苔,脉弦数,血压高,用羚角钩藤汤七剂有效。每剂7元左右,羚角用1.5克一剂。

2. 镇肝熄风汤《医学衷中参西录》

【组成】怀牛膝一两　代赭石一两　生龙骨五钱　生牡蛎五钱

生龟板五钱　生白芍五钱　玄参五钱　天冬五钱　川楝子二钱　生
麦芽二钱　茵陈二钱　甘草一钱半

【用法】水煎服。

【主治】治阳亢化风之重证。

镇肝熄风汤实由建瓴汤加减而成。（张锡纯）

【附方】建瓴汤《医学衷中参西录》：本方证较轻，没有镇肝熄
风汤证那么急，补肝肾药多一些。

3. 天麻钩藤饮《中医内科杂病证治新义》

胡光慈方，治阳亢化风之轻证。

【组成】天麻9克　钩藤12克　石决明18克　栀子　黄芩各9
克　川牛膝12克　杜仲　益母草　桑寄生　夜交藤　朱茯神各9克

【用法】水煎服。

【主治】治疗阴虚阳亢生风，心肝有热之头痛、眩晕而失
眠者。（王绵之）

4. 大定风珠《温病条辨》

主药鸡子黄，宛如珠形，能熄肝风，故名定风珠。

【组成】白芍六钱　阿胶三钱　龟板四钱　干地黄六钱　麻仁
二钱　五味子二钱　牡蛎四钱　麦冬六钱　炙甘草四钱　鸡子黄二

枚　鳖甲四钱

【用法】上以水八杯，煮取三杯，去滓，入阿胶烊化，再入鸡子黄，搅令相得，分三次服。

【运用】阿胶鸡子黄汤证重点在肝，大定风珠证重点在肾。阿胶鸡子黄汤证乃血不养筋所致，大定风珠证由真阴（肾阴）大伤，水不涵木，虚风内动，其病更进一层。多见于温热病后期。阿胶鸡子黄汤证轻，大定风珠证为重。同一动风瘛疭，一则脉细数，预后较良；一则脉气虚弱，时时欲脱，预后多不良。

【医案】此病者若舌如去膜猪肾者必死。吾治俞振华之父高血压病即呈此舌象，不治。此1970年春事也。

【附方】

（1）小定风珠《温病条辨》：哕，俗名呃忒，此阴液大虚，冲气上逆也。

（2）三甲复脉汤《温病条辨》：阴虚，水不能济火，故心中憺憺大动，甚则心中痛，水不涵木，故发痉厥。

5. 阿胶鸡子黄汤《通俗伤寒论》

【组成】陈阿胶二钱　生白芍三钱　石决明五钱　双钩藤二钱
大生地四钱　清炙草六分　生牡蛎四钱　络石藤三钱　茯神木四钱

【用法】鸡子黄二枚先煎代水。应除阿胶、鸡子黄二味外，用水煎汁去渣，内胶烊尽，再入鸡子黄，搅令相得，温服。

【方解】"厚味以滋之，酸味以收之，介类以潜之"，为叶天士治肝阳之法，本方配伍亦如此。

【医案】高某，男，3 岁。1982 年 8 月 2 日诊。患儿 10 天前以高热惊厥而入院，做腰椎、骨髓穿刺等检查，确诊为乙型脑炎（极重型）。经西医积极抢救后基本脱险，神志清醒，项强消失，抽搐停止，但出现头摇不停，眼球震颤，连续用镇痉剂以及对症处理 10 余日无效。转中医诊治。症见神志清晰，体温 37.6℃（腋下），每间隔四五分钟即头摇、眼球震颤一次，每次持续一二分钟，口唇干燥，舌红少津，尿黄、便干，脉细稍数。辨证：阴血亏损，筋脉失养，阴虚动风。治以滋阴养血，柔肝熄风。用阿胶鸡子黄汤加味。处方：阿胶（烊化）、石决明（先煎）、络石藤各 10 克，牡蛎（先煎）20 克，炙龟板（先煎）15 克，茯神 5 克，甘草 3 克，鸡子黄一只，3 剂。另用羚羊粉 5 分，分二次开水冲服，服药后，体温降至 37.2℃（腋下），舌红有津，头摇、眼球震颤减至 20 分钟一次，乳食有增，大便不干，原方再服 5 剂后，头摇已止，但眼球震颤未平。原方去络石藤，加菊花、钩藤各 10 克，再进 5 剂。服后已能自行站立和移步，眼球震颤亦止，于 8 月 16 日痊愈出院。（谢兆丰．阿胶鸡子黄汤治疗乙脑后遗症．四川中医，1986，4（12）:20.）。

第十八章　治燥剂

第一节　轻宣外燥

1.杏苏散《温病条辨》

【组成】苏叶　杏仁　半夏　茯苓　橘皮　前胡　苦桔梗
枳壳　甘草　生姜　大枣原书未著用量

【用法】水煎温服。

【主治】外感凉燥。头微痛，与寒邪之区别。鼻塞嗌干。
《甲乙经》嗌作咽。

【方解】杏苏散之苏叶，犹小青龙之麻、桂；半夏、陈皮、
茯苓、前胡犹小青龙之半夏、干姜、细辛也。故《温病条辨》
曰：杏苏散减小青龙一等。一为凉燥，一为伤寒，一为痰，一
为饮，病之浅深程度不同，其治自亦不同。

2.桑杏汤《温病条辨》

来源于《临证指南医案》方加梨皮。

【组成】霜桑叶一钱　杏仁一钱五分　沙参二钱　象贝一钱
香豉一钱　栀子皮一钱　梨皮一钱

【用法】水二杯，煮取一杯，顿服之，重者再作服。说明
剂量可重一倍。"轻药不得重用，重用必过病所。""治上焦如
羽，非轻不举。"

【功用】轻宣燥热，凉润肺金。

3.清燥救肺汤《医门法律》

【组成】桑叶三钱　石膏二钱五分　甘草一钱　人参七分　胡
麻仁一钱　阿胶八分　麦冬一钱二分　杏仁七分　枇杷叶一片

【用法】水一碗，煎六分，频频二三次滚热服。

【主治】温燥伤肺。气逆而喘。本证有喘，桑杏汤证无喘。

《素问·至真要大论》："诸气膹郁，皆属于肺……诸痿喘
呕，皆属于上。"张景岳《类经》："膹，喘急也。郁，痞闷也。"

【方解】风寒化热，热壅于肺：麻杏石甘汤，故用麻黄配
石膏。

燥热伤肺：桑叶、杏仁、石膏、甘草，故用桑叶配石膏。
因燥热耗伤肺之津气，故加麦冬、阿胶、麻仁、人参，再加枇

杷叶降气止咳平喘。

【运用】血枯加生地黄，热甚者，加犀角、羚羊角，或加牛黄。

清燥救肺汤实为炙甘草汤去生地、桂枝、生姜、大枣，加桑叶、石膏清燥热，杏仁、枇杷叶降肺气而成。喻氏云："命名为清燥救肺汤，大约以胃气为主，胃土为肺金之母也。"实际炙甘草汤亦在补胃气，以胃之大络，名曰虚里，虚里悸动不安，亦由胃气胃阴大伤之故。补胃之气阴，即生心之气血。炙甘草汤为千古养阴之祖方。

第二节 滋阴润燥

内燥由体内精、血、津与液之亏耗而成，所谓"精血夺而燥生"，即是此意。（王绵之）

1. 麦门冬汤《金匮要略》

【组成】麦冬七升 半夏一升 人参三两 甘草二两 粳米三合 大枣十二枚

《千金要方》卷十八作麦门冬汁三升。

【用法】上六味，以水一斗二升，煮取六升，温服一升，日三夜一服。

【主治】肺痿。痿，通"萎"，肺叶萎缩。

《金匮要略·肺痿肺痈咳嗽上气病脉证治》："问曰：热在上焦者，因咳为肺痿。肺痿之病，从何得之？师曰：或从汗出，或从呕吐，或从消渴，小便利数，或从便难，又被快药下利，重亡津液，故得之。""曰：寸口脉数，其人咳，口中反有浊唾涎沫者何？师曰：为肺痿之病。"

【方解】"凡肺病有胃气则生，无胃气则死，胃气者，肺之母气也。"此实为喻昌语也。

【运用】培土生金之法有二：脾气虚者用参苓白术散，胃阴虚者用麦门冬汤，同为培土生金，妙用各自不同。《难经》："虚者补其母。"

2. 养阴清肺汤《重楼玉钥》

清·安徽歙县人郑梅涧撰，刊于 1838 年。

十二重楼：气功名词。指人的喉管。《金丹元奥》："何谓十二重楼？人之喉管，有十二节是也。"

道教称喉为重楼，意即咽喉一病，势必呼吸困难，犹喉关上锁，只能用好的（玉）钥匙来开启。（干祖望.闲话书名.江苏中医，1993（12）:23-24.）

【组成】生地二钱　麦冬一钱二分　生甘草五分　玄参一钱半
贝母八分　丹皮八分　薄荷五分　白芍八分

【用法】水煎服。

【主治】白喉。呼吸有声，似喘非喘。白膜扩大蔓延，气
道受阻，防碍呼吸。

白喉：咽喉部出现灰白色假膜，咽喉肿痛，犬吠样咳嗽，
出现全身毒血症状，多见于秋季，十岁以下的儿童。致病菌是
白喉杆菌，传染源是白喉患者或白喉带菌者，主要通过飞沫传
播，也可接触传染。白喉杆菌侵入上呼吸道后，在黏膜浅层迅
速繁殖，产生外毒素。外毒素一面刺激局部，引起炎症反应，
通过炎症渗出物形成假膜，同时又侵入血液，引起全身毒血症
症状。

【方解】白喉一证由阴虚燥热而起，故用增液汤养阴润燥；
燥气疫毒侵入血分，故用犀角地黄汤（去犀角）以凉血散血；
再加贝母清肺润燥，薄荷辛凉散邪，甘草解毒而调诸药。

清·耐修子《白喉治法抉微》，刊于1891年，反对以发表
之剂治白喉。

3. 玉液汤《医学衷中参西录》

【组成】生山药一两　生黄芪五钱　知母六钱　生鸡内金二钱

葛根钱半　五味子三钱　天花粉三钱

【用法】水煎服。

【主治】消渴。即西医所谓糖尿病，忌食甜物。(《医学衷中参西录》)

【方解】消渴之证，多由于元气不升，此方乃升元气以止渴者也。方中以黄芪为主，得葛根能升元气。而又佐以山药、知母、花粉以大滋真阴……用鸡内金者，因此证尿中皆含有糖质，用之以助脾胃强健，化饮食中糖质为津液也。用五味者，取其酸收之性，大能封固肾关，不使水饮急于下趋也。(《医学衷中参西录》)

黄芪配知母，温而不燥；山药配鸡金，补而不滞。

【医案】邑人某，年二十余，贸易津门，得消渴证。求津门医者调治三阅月，更医十余人，不效，归家就医于愚。诊其脉甚微细，旋饮水旋即小便，须臾数次。投以玉液汤，加野台参四钱，数剂渴见止，而小便仍数，又加萸肉五钱，连服十剂而愈。(《医学衷中参西录》)

4. 琼玉膏《洪氏集验方》引申铁瓮方

比喻珍贵似琼浆玉液（美酒也），故名。

【组成】人参二十四两　生地十六斤　白茯苓四十八两　蜂蜜

十斤

【用法】人参、茯苓为细末，蜜用生绢滤过，地黄取自然汁，捣时不得用铁器，取汁尽去滓，用药一处，拌和匀，入银、石器或好瓷器内封闭留用。每晨二匙，温酒化服，地黄得酒良，且去腻膈之弊。不饮酒者白汤化之。

【主治】常服开心益智，发白返黑，齿落更生，辟谷延年。治痈疽劳瘵，咳嗽唾血等病，乃铁瓮城申先生方也……丹溪云：好色虚人，咳嗽唾血者，服之甚效。国朝太医院进御服食，议加天门冬、麦门冬、枸杞子末各一斤，赐名益寿永真。（《本草纲目》）

铁瓮城为江苏镇江县子城（附属于大城的小城，即内城），相传为吴大帝孙权所建，以其坚固，故号铁瓮城。一说镇江子城深狭，其状若瓮，故名铁瓮城。

考万历帝（明神宗）10岁即位，在位48年死，活58岁。可见耗伤精气者，靠服补膏，仍不能益寿永真。

【方解】生地、白蜜两味剂量特大，故以养阴血、润肺燥为主，人参、茯苓益气化痰，培土生金，以为辅佐。

5. 增液汤 《温病条辨》

【组成】玄参一两　麦冬八钱　生地八钱

【用法】水八杯，煮取三杯，口干则与饮令尽。不便，再作服。

【方解】吴氏说："服增液汤已，周十二时观之，若大便不下者，合调胃承气汤微和之。一是以润为下（增液汤），一是润下合方（增液承气汤），缓急有别，临证必须斟酌。（王绵之）

第十九章　祛湿剂

第一节　燥湿和胃

1. 平胃散 《太平惠民和剂局方》

出自宋·周应《简要济众方》（刊于 1051 年，引自《医方类聚》）："治脾胃不和，调气进食。"《太平惠民和剂局方》刊于 1107 年。

【组成】苍术五斤　厚朴　陈皮各三斤二两　甘草三十两

【用法】上为细末，每服二钱，以水一盏，入姜二片，干枣两枚，同煎至七分，去姜、枣，带热服，空心食前，入盐一捻，沸汤点服亦得。

《简要济众方》："苍术去黑皮，捣为粗末，炒黄色，四两，厚朴去粗皮，涂生姜汁，炙令香熟，三两，陈橘皮洗令净，焙干，二两，甘草炙黄，二两。上件药四味捣罗为散，每服二钱，水一中盏，入生姜二片，枣二枚，同煎至六分，去滓，食前温服。"

【方解】本方以治湿为主，佐以行气，气行有助于湿化。

2. 藿香正气散《太平惠民和剂局方》

名曰正气，谓能正不正之气也。（吴昆）

【组成】大腹皮　白芷　紫苏　茯苓各一两　半夏曲　白术　陈皮　厚朴　桔梗各二两　藿香三两　炙甘草二两半

【用法】上为细末，每服二钱，水一盏，姜钱三片，枣一枚，同煎至七分，热服。如欲汗出，衣被盖，再煎并服。

【主治】岚瘴。即山岚瘴气，指山林间湿热郁蒸致人疾病之气。

【方解】藿香为君，配六君去参，平胃去苍术，再加大腹皮、紫苏、白芷、桔梗而成。姜、枣煎服，取中和之意。

【附方】六和汤《医方考》："脾胃主中焦升降，为六腑总司，脾胃和则六腑自调，故名六和。"此方应出自《太平惠民和剂局方》。（王绵之）

第二节　清热祛湿

1.三仁汤《温病条辨》

【组成】杏仁五钱　滑石六钱　通草二钱　白蔻仁二钱　竹叶二钱　厚朴二钱　薏苡仁六钱　半夏五钱

【用法】甘澜水八碗，煮取三碗，每服一碗，日三服。取甘澜水甘淡质轻，不助水湿。

【运用】邪在卫分，即在呼吸系统；邪在气分，即进入消化系统；邪在营分，即进入神经系统；邪在血分，即进入血液系统。

故卫分病用银翘、桑菊之类，气分病用白虎、承气、三仁之属；营分病用清营汤，血分病用犀角地黄汤。

2.连朴饮《霍乱论》

【组成】制厚朴二钱　川连姜汁炒　石菖蒲　制半夏各一钱　香豉炒　焦山栀各三钱　芦根二两

【用法】水煎温服。

【方解】本方用连、朴苦辛通降，清热燥湿，降逆止呕；焦栀子、炒香豉清宣郁热而止呕逆；又以半夏降逆和胃，菖蒲芳香化浊，芦根则清热利湿，和胃止呕。

3. 蚕矢汤《霍乱论》

【组成】晚蚕砂五钱　生苡仁　大豆黄卷各四钱　陈木瓜三钱　川连姜汁炒，二钱　制半夏　黄芩酒炒　通草各一钱　焦山栀一钱五分　陈吴萸泡淡，三分

【用法】地浆或阴阳水煎，稍凉徐服。恐其药入格拒，反被吐出。此服药反佐法。

【主治】霍乱吐泻，转筋。俗名抽筋，症见肢体筋脉牵掣拘挛，如扭转急痛，常见于小腿腓肠肌，常发于霍乱吐泻后，津液暴脱，筋脉失养之时。

【方解】本方以蚕砂降浊，即所以升清；配合苡仁、大豆卷、木瓜足以祛湿，专治转筋；川连、吴萸、黄芩、半夏苦辛通降，能止吐泻，再加山栀清热，通草利湿，使湿热从前阴而出，霍乱吐泻自有转机。

4. 茵陈蒿汤《伤寒论》

【组成】茵陈六两　栀子十四枚　大黄二两

【用法】上三味，以水一斗二升，先煮茵陈，减六升，内二味，煮取三升，去滓，分三服。

黄疸湿热并重者，可以茵陈蒿汤合茵陈五苓散，去桂枝加车前子。效佳！

【方解】湿热黄疸，为湿邪与瘀热蕴结于里所致。瘀，郁积停滞之意。指郁积在内的热。

5. 甘露消毒丹（一名普济解毒丹）录自《温热经纬》

此为《续名医类案》引叶天士方。为叶氏于雍正癸丑年（1733）创制。《续名医类案》初刊于1782年，早于王孟英《温热经纬》70年。

【组成】飞滑石十五两　绵茵陈十一两　淡黄芩十两　石菖蒲六两　川贝母　木通各五两　藿香　射干　连翘　薄荷　白豆蔻各四两

【用法】各药晒燥，生研细末。每服三钱，开水调服，日二次；或以神曲糊丸如弹子大，开水化服。

【主治】湿温时疫，邪在气分。

时疫：命名强调了季节性发病的特点，通常指瘟疫病证，过去多将夏秋季发生的某些肠道传染病称为时疫。

雍正癸丑，疫气流行，抚吴使者嘱叶天士制方救之。叶曰：时毒疠气，必应司天。癸丑湿土，气化运行，后天太阳寒水，湿寒合德，挟中运之火流行，气交阳光不治，疫气大行。

故凡人之脾胃虚者，乃应其疠气，邪从口鼻皮毛而入，病从湿化者，发热目黄，胸满、丹疹、泄泻，当察其舌色，或淡白，或舌心干焦者，湿邪犹在气分，甘露消毒丹治之。(《续名医类案》)

第三节　利水渗湿

1. 五苓散《伤寒论》

【组成】猪苓十八铢　泽泻一两六铢　白术十八铢　茯苓十八铢
桂枝半两

【用法】捣为散，以白饮和服方寸匕，日三服，多饮暖水，汗出愈，如法将息。

中药研究所曾对五苓散之利尿作用进行研究，按仲景方剂量，利尿效果最佳，若各药等量投予，利尿效果则明显减低……过去有谓"中医不传之秘在量上"，由此可见一斑。(《岳美中论医集》)

汉代一分合六铢，一两合二十四铢。有的版本作"泽泻五分，猪苓、茯苓、白术三分，桂枝二分"，实际上一样。

【附方】胃苓汤《丹溪心法》：五苓散、平胃散，上合和姜、枣煎，空心服。胃苓散，出自1237年的南宋·陈自明《妇人大全良方》，比 1347 年的《丹溪心法》，早了 110 年。

胃苓散，出《大全良方》，治夏秋之间脾胃伤冷，水谷不分，泄泻不止，亦治男子。上合和五苓散、平胃散，姜枣煎，空心服。(《普济方·妇人卷三十二泄泻门》)

2. 猪苓汤《伤寒论》

【组成】猪苓 茯苓 泽泻 阿胶 滑石各一两

【用法】上五味，以水四升，先煮四味，取二升，去滓，内阿胶烊消，温服七合，日三服。

【主治】水热互结。小便不利，或兼有咳嗽水逆犯肺，呕恶犯胃，下利水渗大肠。

多用于热淋、血尿属阴虚水热互结者。

3. 防己黄芪汤《金匮要略》

【组成】防己一两 黄芪一两一分 甘草半两 白术七钱半

【用法】上剉麻豆大，每抄五钱匕，生姜四片，大枣一枚，水盏半，煎八分，去滓温服，良久再服。服后当如虫行皮中，以腰下如冰，后坐被上，又以一被绕腰以下，温令微汗，差。卫阳复振，风湿欲解。外护之法，以通阳气。

【主治】风水或风湿。症见汗出恶风表虚不固，身重湿在肌腠，小便不利湿无去路，脉浮风邪在表。

风水，为水肿病的一种。多由风邪侵袭，水湿潴留体内而见面目浮肿，小便不利，脉浮等。

第四节　温化水湿

1. 甘草干姜茯苓白术汤（又名肾着汤）《金匮要略》

【组成】甘草二两　白术二两　干姜四两　茯苓四两

【用法】上四味，以水五升，煮取三升，分温三服。

【主治】肾着病。身重腰以下冷痛，腰重如带五千钱，饮食如故中焦无病，口不渴上焦无热，小便自利下焦有寒。此为鉴别诊断。

寒湿着于肾之外府（腰），以身劳汗出，衣里冷湿，久久得之。

【方解】此病在腰肌，脾主肌肉，故用温脾祛湿法，不用温肾利水者，并非肾脏阳虚也。《本经》谓术"利腰脐间血"，湿祛，则血脉通利也。

苓桂术甘汤、四君子汤、肾着汤三方均用了茯苓、白术、炙草。苓桂术甘汤是脾阳虚有痰饮，故用桂枝温阳化饮；四君子汤是脾胃气虚，故用人参补益脾胃；肾着汤是寒湿着于腰肌，故用干姜散寒祛湿。一药之加减，主治有如此不同者。

3. 真武汤《伤寒论》

真武乃北方司水之神，又名玄武，以之名汤，借以镇水之义也。

【组成】茯苓三两　芍药三两　白术二两　生姜三两　附子一枚

【用法】上五味，以水八升，煮取三升，去滓，温服七合，日三服。

【主治】少阴阳衰，水气为患。身瞤动，振振欲擗地。身体筋肉跳动。身体颤抖，振振然不能自持，欲倒于地。由发汗太过，以致少阴阳虚水泛。发热。汗多伤阳，虚阳外浮。

【方解】肾为水脏，主化气而利小便，阳虚则气不化水。主水在肾，制水在脾，故用附子配茯苓、白术。

芍药，《本经》"主邪气腹痛……止痛，利小便。"又能缓和附子燥烈之性，使温阳利水而不伤阴。太阳病发汗过多，虚阳外浮，阳根于阴，若仅用辛热补阳，恐虚阳浮越，故用敛阴之芍药配附子，收敛阳气，归根于阴。

【运用】若咳者，加干姜、细辛、五味子以温肺化饮。水寒之气射肺。

【文献摘要】《古今名医方论》引赵羽皇："五苓行有余之水，真武行不足之水。"水在膀胱，在腑，故曰有余之水，以邪实为主；水在肾，在脏，故曰不足之水，以正虚为主。

4. 实脾散《重订严氏济生方》

治阴水，先实脾土。

【组成】厚朴去皮，姜制，炒　白术　木瓜　木香　草果仁　大腹子（即槟榔）　附子　白茯苓　干姜炮，各一两　甘草炙，半两

【用法】上咬咀，每服四钱，水一盏半，生姜五片，枣子一枚，煎至七分，去滓，温服。

【方解】本方妙在木瓜，酸以敛阴生津，温以去湿和中，可监制诸辛热之品，以免伤阴，且使水去而津不伤。与真武汤中的芍药有异曲同工之妙。

【文献摘要】《医方考》：名曰实脾者，实土以防水也。土能制水，故脾实则水去。

第五节　祛湿化浊

1. 萆薢分清散《丹溪心法》

五、六版教材均作《丹溪心法》，实出《杨氏家藏方》。

【组成】益智　川萆薢　石菖蒲　乌药各等分

【用法】上剉，每服五钱，水煎，入盐一捻，食前服。

【运用】湿热白浊，则非本方所宜。当用程钟龄《医学心悟》之萆薢分清饮，即杨氏方去益智仁、乌药，加黄柏、茯苓、白术、莲子心、丹参、车前子。

2. 完带汤《傅青主女科》

【组成】白术一两　山药一两　人参二钱　白芍三钱　车前子三钱　苍术三钱　甘草一钱　陈皮五分　黑芥穗五分　柴胡六分

【用法】水煎服。

【主治】白带清稀无臭。甚则臭秽。

【运用】带多，可加茯菟丸（茯苓、菟丝子）。

3. 鸡鸣散《证治准绳》

见于宋·朱佐《类编朱氏集验医方》，1265 年著，比《证治准绳》早337年。"治脚气第一支药，不问男女皆可服。"

【组成】槟榔七枚　陈皮去白　木瓜各一两　吴萸二钱　紫苏叶三钱　桔梗　生姜和皮各半两

【用法】上㕮咀，只作一遍煎，用水三大碗，慢火煎至一碗半，去滓，再入水二碗煎滓，取一小碗，两次药汁相和，安置床头，次日五更，分作三五服，只是冷服，冬月略温服亦得。服了用干物压下，如服不尽，留次日渐渐服之亦可。服药至天明，大便当下黑粪水，即是元肾家感寒湿毒之气下也。至早饭痛住肿消，只宜迟吃饭，候药力作效。此药不是宣药，并无所忌。

【方解】吴又可《温疫论》谓："槟榔能消能磨，除伏邪，为疏利之药，又除岭南瘴气。"

西双版纳傣族人喜食槟榔。岭南、台湾一带多有服食槟榔之习惯。

第二十章　祛痰剂

第一节　燥湿化痰

1.二陈汤《太平惠民和剂局方》

陈皮、半夏贵其陈久，则无燥散之患，故名二陈。(《医方集解》)

【组成】半夏　橘红各五两　白茯苓三两　炙甘草一两半

【用法】上药㕮咀，每服四钱，用水一盏，生姜七片，乌梅一个，同煎六分，去滓，热服，不拘时候。

【主治】湿痰。痰生于湿，故曰湿痰也。(《医方考》)

【方解】乌梅生津，与半夏敛散结合，乌梅敛，使津液收；半夏散，使痰涎消，一网打尽。先诱之来，再消灭之，用药如用兵。燥痰不可用此方。且半夏、陈皮虽能燥湿化痰，但能耗肺津、伤肺气，故用乌梅生津敛肺气。

2. 茯苓丸《指迷方》录自《是斋百一选方》

《全生指迷方》，宋·王璆（qiú）著。

《是斋百一选方》，宋·王玠（kuàng）著。百一，百里挑一，言其选录之精。

【组成】茯苓一两　枳壳半两　半夏二两　风化朴硝一分

风化朴硝，即芒硝。芒硝结晶体呈白色或无色透明棱柱状，易溶于水，暴露于空气中则风化而成风化硝。

以朴硝置于风日中吹去水气，则轻白如粉，即为风化硝。（李时珍）

【用法】上四味为末，生姜自然汁煮糊为丸，如梧桐子大，每服三十丸，生姜汤下。

【主治】痰停中脘，两臂疼痛。并非痰停中脘，而是湿痰在四肢也。

治中焦停痰伏饮。别于二陈之甘缓，远于大黄、礞石之峻悍，殆攻中之平剂欤！（《医宗金鉴》）

3. 温胆汤《三因极一病证方论》

《三因方》，宋·陈言（字无择）著于1174年。原籍青田人，今之景宁也。

最早出自《外台秘要》引《集验方》（北周姚僧垣，德清武康人）:《集验》温胆汤，疗大病后虚烦不得眠，此胆寒故也。宜服此汤方。生姜四两，半夏二两，洗，橘皮二两，竹茹二两，枳实二枚，炙，甘草一两，炙。上六味切，以水八升，煮取二升，去滓，分三服。

元·危亦林《世医得效方》:十味温胆汤，半夏汤泡七次，枳实去瓤，麸炒，陈皮去白，各三两，白茯苓去皮，酸枣仁微炒，远志去心，甘草水煎，姜汁炒，北五味子，熟地黄切，酒炒，条参各一两，粉草五钱，水盏半，姜五片，枣一枚煎，不拘时服。主治心胆虚怯，触事易惊，夜多恶梦，或短气心悸乏力，或复自汗，四肢浮肿，饮食无味，心虚烦闷，坐卧不安等症。

清·罗东逸《古今名医方论》:胆为中正之官，喜柔和，恶壅郁。盖东方木德，少阳温和之气也。命名温者，乃谓温和之温，非谓温凉之温也。

【组成】半夏　竹茹　枳实各二两　橘皮三两　炙甘草一两
白茯苓一两半

【用法】上剉为散，每服四大钱，水一盏半，姜五片，枣一个，煎七分，去滓，食前服。

【主治】气郁生涎。（严用和）

土壅木郁，津液不布而为痰。

【文献摘要】张秉成《成方便读》："胆为甲木，其象应春……土得木而达者，因木郁而不达矣。土不达则痰涎易生，痰为百病之母，所虚之处，即受邪之处，故有惊悸之状……并无温胆之药，而以温胆名方者，亦以胆为甲木，常欲其得春气温和之义耳。"

少阳，春气也。其气温，故曰温胆。此言化其痰热，使少阳春升之气舒畅条达也。

【运用】名医丁甘仁之徒景德镇市三医院吴承忠先生创佩金温石汤，主治湿温：佩兰9克，黄郁金9克，半夏6克，陈皮5克，茯苓9克，生甘草2克，枳实5克，竹茹9克，滑石12克，石菖蒲3克。泛恶去甘草，便泻加藿、朴，溺赤加木通、淡竹叶，内热加黄芩、山栀。（吴承忠．风温与湿温辨治心得．中医杂志，1988，（4）：15-26）

第二节　清热化痰

1. 清气化痰丸《医方考》

【组成】陈皮　杏仁　枳实　黄芩　瓜蒌仁　茯苓各一两

胆南星　制半夏各一两半

【用法】姜汁为小丸，每服 6 克，温开水送下。

【方解】痰因于火，火因于气，气有余便是火。本方乃二陈加清金下气止咳之品。

【附方】清金降火汤《杂病源流犀烛》：即清气化痰丸去胆星，加石膏清肺胃，贝母、前胡化痰热，桔梗、甘草利咽喉，清气化痰之功更胜清气化痰丸。

2. 小陷胸汤《伤寒论》

【组成】黄连一两　半夏半升　瓜蒌实大者一枚

【用法】上三味，以水六升，先煮瓜蒌取三升，去滓，内诸药，煮取二升，去滓，分温三服。

【附方】柴胡陷胸汤《通俗伤寒论》：主治少阳证具，胸膈痞满，按之痛。少阳证具，指寒热往来，呕恶。何秀山称其"少阳结胸之良方"。

3. 滚痰丸《丹溪心法附余》引王隐君方

又名礞石滚痰丸。

王隐君：元·王珪，字中阳、逸人，号洞虚子，泰定元年（1324）著《泰定养生主论》。

　　名利不苟求，喜怒不妄发，声色不因循，滋味不耽嗜，神虑不思邪，无益之书莫读，不急之务莫劳。(《泰定养生主论·论衰老》)

【组成】大黄　黄芩各八两　礞石一两　沉香半两

【用法】上为细末，水丸梧子大，每服四五十丸，量虚实加减服，清茶、温水送下，临卧食后服。

第三节　润燥化痰

贝母瓜蒌散《医学心悟》

【组成】贝母一钱五分　瓜蒌一钱　花粉　茯苓　橘红　桔梗各八分

【用法】水煎服。

【主治】燥痰。

【方解】《素问·阴阳应象大论》："燥胜则干"。本方主治燥痰，故用二陈汤去辛燥之半夏，改用川贝润燥化痰，再加瓜蒌、花粉润燥生津，桔梗引药入肺经。本方亦为二陈汤加减。取名为贝母瓜蒌散，突出润燥化痰之功。

　　燥痰渴饮贝易夏。(王旭高《医方证治汇编歌诀》)

桑杏汤证有表证，故有桑叶、豆豉，此方证无表证，同治燥痰，以此为别。

第四节　温化寒痰

1. 苓甘五味姜辛汤《金匮要略》

【组成】茯苓四两　甘草三两　干姜三两　细辛三两　五味子半升

【用法】上五味，以水八升，煮取三升，去滓，温服半升，日三。

【方解】本方乃小青龙汤去麻、桂、芍、夏，加茯苓。说明无表证。咳喘也没有小青龙汤证剧烈，主要是痰饮，故用茯苓化其痰饮，合干姜、细辛、五味温肺化饮止咳，甘草调和诸药。正如《灵枢·邪气脏腑病形》所云："形寒寒饮则伤肺。"

2. 三子养亲汤《韩氏医通》

【组成】白芥子　苏子　莱菔子

【用法】上各洗净微炒，击碎，看何证多，则以所主者为君，余次之。每剂不过三钱，用生绢小袋盛之，煮作汤饮，代茶水啜用，不宜煎熬太过。若大便素实者，临服加熟蜜少许；

若冬寒，加生姜三片。

【方解】紫苏子主气喘咳嗽，白芥子主痰，萝卜子主食痞兼痰。（《韩氏医通》）

原方三子，为事亲者设，故名三子养亲汤。治标之剂，若气虚者非所宜也。（李士材）

第五节　化痰熄风

定痫丸《医学心悟》

【组成】明天麻　川贝母　半夏姜汁炒　茯苓蒸　茯神去木蒸，各一两　胆南星九制者　石菖蒲杵碎，取粉　全蝎去尾　甘草水洗　僵蚕甘草水洗，去咀，炒　真琥珀腐煮　灯草研，各五钱　陈皮洗，去白　远志去心，甘草水泡，各七钱　丹参酒蒸　麦冬去心，各二两　辰砂细研，水飞，三钱

【用法】用竹沥一小碗，姜汁一杯，再用甘草四两熬膏，和药为丸，如弹子大，辰砂为衣，每服一丸。

【方解】本方乃二陈汤加胆南星、川贝母、竹沥、姜汁清化痰热，明天麻、全蝎、僵蚕平肝熄风，石菖蒲、远志开窍化痰，茯神、朱砂宁神镇心，丹参、琥珀宁神化瘀，麦冬清心养阴，故用于癫痫属痰热蒙蔽，肝风内动，心神不宁者，甚为合拍。

第二十一章　消食剂

狭义的消，此处仅指消食。消食剂多用丸剂，丸者缓也；泻下剂多用汤剂，汤者荡也。

第一节　消食化滞

1. 保和丸《丹溪心法》

食积得消，胃气得和，故名保和，非指药性平和也。（段富津、李飞）

饮食不消则胃中不和，此丸能消食，能保胃中安和也。

【组成】山楂六两　神曲二两　半夏　茯苓各三两　陈皮　连翘　莱菔子各一两

【用法】上为末，炊饼丸如梧桐子大，每服七八十丸，食远白汤下。

亦可方中用麦芽。(《汤头歌诀》)

【方解】"治一切食积",而以消肉食油腻之积为主,故以山楂为君,因食积多由食肉过多而致。食积中焦,生湿生痰,故用二陈。中满者不喜甘,呕家忌甘,故去甘草。

【运用】明·龚廷贤《古今医鉴·卷四·伤食》保和丸,于本方加白术、香附、厚朴、枳实、麦芽、黄连、黄芩,健脾消积、清化湿热之功较佳。

【医案】1991年1月,同事王亚芬的小孩(男,约半岁)因食猪肾不消而腹泻,予嘱其服保和丸,水化开后灌入口中,次日即泻止食进。

2. 枳实导滞丸《内外伤辨惑论》

【组成】大黄一两　枳实　神曲各五钱　茯苓　黄芩　黄连白术各三钱　泽泻二钱

【用法】研为细末,汤浸蒸饼为丸,如梧桐子大,每服五十丸至七十丸,温水送下,食远量虚实加减服之。

【运用】如饮食积滞,胸脘痞闷,腹痛,便溏泄,须攻逐积滞者,可用本方。

湿温病治疗中,大便黏滞不爽,其气臭秽,亦多用本方。

3. 木香槟榔丸《儒门事亲》

【组成】木香　槟榔　青皮　陈皮　广茂（莪术）　黄连各一两　黄柏　大黄各三两　香附子　牵牛各四两

【用法】上为细末，水丸，如小豆大，每服三十丸，食后生姜汤下。

【主治】赤白痢疾，里急后重。以里急后重为主症，故用木香、槟榔等行气药为君。

4. 枳术丸《内外伤辨惑论》

易水张先生枳术丸。（《内外伤辨惑论》）

【组成】枳实一两　白术二两

【用法】同为极细末，荷叶裹烧饭为丸，如梧桐子大，每服五十丸，多用白汤下无时。

【主治】治痞消食强胃。（《内外伤辨惑论》）

【运用】李东垣不愧为张元素之高足，青出于蓝而胜于蓝。试看补中益气即从此方化出，补中益气汤之参、芪、术、草，即本方用术之意，补脾之品增多；陈皮取代枳实，不欲其过峻耗气；荷叶类似补中益气汤之升、柴，以升清阳之气也。

脾宜升则健，胃宜降则和。（叶天士）

【附方】曲蘖枳术丸《内外伤辨惑论》：即枳术丸加炒神曲一

两，炒麦蘖一两。

治为人所勉劝强食之，致心腹满闷不快者。(《内外伤辨惑论》)

第二节　健脾消食

1. 健脾丸《证治准绳》

【组成】白术二两半　木香　黄连　甘草各七钱半　白茯苓二两　人参一两五钱　神曲　陈皮　砂仁　麦芽　山楂　山药　肉豆蔻各一两

【用法】共为细末，蒸饼为丸如绿豆大，每服五十丸，空心服，一日二次，陈米汤下。

【方解】本方即异功散（又名五味异功散）加味。患者大便必定溏薄，故用山药、肉蔻补脾收涩止泻，香、连清热厚肠止泻。大便干燥者不宜。

方中以异功散五味药补气健脾以助运化，加山药、肉蔻补脾止泻，山楂、神曲、麦芽消导和中，木香、砂仁理气，黄连清热，故能获效。

【附方】资生丸《先醒斋医学广笔记》:《周易·乾卦》:"大哉乾元（天），万物资始，大哉坤元（地），万物资生。"万物土中生，万物土中长。

资生丸治脾胃虚弱，湿热蕴积，食不运化，痞满便溏，并治妇人妊娠呕吐，胎滑不固，小儿疰夏，内热，食少，神倦等症。（左季云《杂病治疗大法》）

1973 年岳美中治越南一副主席，70 岁，脾虚不能饮食，以此方每日 9 克煎服而食进。

本方主治妊娠三月，阳明脉衰，胎元不固。古人比喻犹梁之悬钟。

1984 年暑假，余治上海铁路局新桥火车站职工家属聂文二次怀孕均于妊娠三月恶阻甚而胎亦坠，按其脉缓无力，苔薄白少华，开参苓白术散方加藿香（因在八月暑期），嘱服二十余剂。并继服资生丸一斤（怀孕后），终于足月生一男婴。

2. 枳实消痞丸（失笑丸）《兰室秘藏》

【组成】干生姜一钱　炙甘草　麦芽面　白茯苓　白术各二钱　半夏曲　人参各三钱　厚朴炙，四钱　枳实　黄连各五钱

【用法】为细末，汤浸蒸饼为丸，梧桐子大，每服五七十丸，白汤下，食远服。

【主治】以心下痞满为主症，苔腻而黄。

【方解】本方重用枳、朴消除痞满，姜、夏、黄连苦辛通

降，参、术、苓、草健脾益气，麦芽消食理气，全方消补兼施，以消为主，使痞消脾健，哑然失笑矣！

本方乃六君子汤去陈皮，加枳实消痞，厚朴除满，黄连清热，干姜温中，合黄连苦辛通降，麦芽面消食导滞，则脘痞去矣，笑口开矣！

3. 葛花解醒汤《内外伤辨惑论》

【组成】木香五分　人参去芦　猪苓去皮　白茯苓　橘皮去白，各一钱五分　白术　干生姜　神曲炒黄　泽泻各二钱　青皮三分　缩砂仁　白豆蔻仁　葛花各五钱

【用法】上为极细末，和匀，每服三钱匕，白汤调下，但得微汗，酒病去矣。

此盖不得已而用之，岂可恃赖日日饮酒……若频服之，损人天年。(《内外伤辨惑论》)

【方解】本方乃香砂六君汤去半夏、甘草，加葛花解酒毒，白蔻仁理气消酒积，猪苓、泽泻分消酒湿，神曲消酒积，干姜温运脾阳，青皮理气，治脾胃阳气偏虚，酒湿不化者。

缩砂仁、白豆蔻仁、葛花各五钱，在本方各药中剂量最大，善解酒毒也。

可用葛花、白豆蔻仁、砂仁、白术、泽泻、神曲研制一剂型，专用于消酒食、解酒毒可也。

第二十二章 驱虫剂

1. 乌梅丸 《伤寒论》

【组成】乌梅三百枚　细辛六两　干姜十两　黄连十六两　当归四两　附子炮去皮，六两　蜀椒四两　桂枝六两　人参六两　黄柏六两

【用法】上十味，异捣筛，合治之，以苦酒（即酸醋）渍乌梅一宿，去核，蒸之五斗米下，饭熟，捣成泥，和药令相得，内臼中，与蜜杵二千下，丸如梧桐子大，先食饮，服十丸，日三服，稍加至二十丸。禁生冷、滑物、臭食等。

【主治】蛔厥。蛔厥者，谓蛔痛而手足厥冷也。（《医宗金鉴》）

阳明虚寒，蛔上入膈，上热下寒，寒热错杂。

蛔寄生肠内，喜温恶寒。

【方解】方中当归补养厥阴肝血，人参调其阳明胃气。寒

热并用，木土两调，不但安蛔，亦能安胃。

既能温中，又能清大肠之热，故能治寒热错杂的久痢。

魏长春以白蜜水下乌梅丸治蛔厥甚效。

【附方】

（1）理中安蛔汤《万病回春》：乃理中汤去甘草，加茯苓健脾化湿，川椒温中祛寒，乌梅安蛔。故能治中焦虚寒之蛔虫腹痛。

（2）连梅安蛔汤《通俗伤寒论》：本方苦辛酸合用以安蛔下虫清热。

【文献摘要】《古今名医方论》柯韵伯曰："久利则虚，调其寒热，酸以收之，下利自止。"久利则肠胃虚寒而犹有郁热，故寒热并用，酸以收之。

2. 化虫丸《太平惠民和剂局方》

【组成】铅粉五十两　鹤虱五十两　槟榔五十两　苦楝根五十两白矾十二两半

【用法】为末，以面糊为丸，如麻子大。一岁儿服五丸，温浆水入生麻油一二点调匀，下之，温米汤饮下亦得，不拘时候。其虫细小者，皆化为水，大者自下。

目前各药店均买不到化虫丸、布袋丸了。吾辈要师其法而不泥其方，可作汤剂，用鹤虱、槟榔、苦楝皮，再加使君子、芜荑即可。白矾、铅粉一概不用，恐中毒。

3. 布袋丸《补要袖珍小儿方论》

【组成】夜明砂拣净，二两　芜荑炒，去皮，二两　使君子二两　白茯苓去皮，半两　白术无油者，去芦，半两　人参去芦，半两　甘草半两　芦荟研细，半两

夜明砂：辛寒，入肝经，能清肝明目，散血消积，即蝙蝠粪、天鼠屎，又名望月砂，富含维生素 A。

芦荟：主小儿诸疳热，杀疳蛔。

【用法】上为细末，汤浸蒸饼和丸，如弹子大，每服一丸，以生绢袋盛之，次用精猪肉二两，同药一处煮，候肉熟烂，提取药于当风处悬挂，将所煮肉并汁，令小儿食之。所悬之药，第二日仍依前法煮食，只待药尽为度。

【方解】本方乃补脾驱虫清热消疳之方。虫积脾虚肝旺，故用四君补脾，配使君子、芜荑驱虫，夜明砂、芦荟清肝热，再加精肉补益气血，故能主治脾虚虫疳，肝有郁热者。

4. 肥儿丸《太平惠民和剂局方》

【组成】神曲　黄连各十两　肉豆蔻　使君子　麦芽各五两

槟榔二十个　木香二两

【用法】上为细末，猪胆为丸，如粟米大。每服三十丸，量岁数加减，熟水下，空心服。

【方解】本方用使君子、槟榔以驱虫，神曲、麦芽以消食，黄连、木香、肉蔻以清热理气，健脾止泻，故能用治虫疳腹胀便溏者。

第二十三章　涌吐剂

1. 瓜蒂散《伤寒论》

【组成】瓜蒂一分　赤小豆一分

瓜蒂：即生甜瓜之蒂。

吉益东洞在论述瓜蒂散之瓜蒂取材时，指出："甜瓜蒂无寸效。"而陆渊雷先生则认为："吉益氏所试者，是熟瓜之蒂，故味不苦而无效耳。瓜蒂宜生采，而采蒂弃瓜，莳瓜人所不愿。故今之卖药者多不备。"（顾旭平，柯雪帆，洪嘉禾.浅论陆渊雷先生对日本汉方医学的研究.上海中医药杂志，1987（12）：37-38）

【用法】上二味，各别捣筛，为散已，合治之，取一钱匕，以香豉一合，用热汤七合，煮作稀糜，去滓，取汁合散，温，顿服之。不吐者，少少加，得快吐乃止。

【主治】痰涎宿食，壅滞胸脘。寸脉微浮。病在上部，正气抗邪有力，有上越外出之势。借脉象言病机，乃仲景脉学之特点。

【方解】用瓜蒂、豆豉之苦配赤小豆之酸，此酸苦涌泄之剂也。

【使用注意】《伤寒论》："诸亡血虚家，不可与瓜蒂散。"

2. 救急稀涎散《圣济总录》

实际出自《证类本草》引孙兆方。

【组成】猪牙皂角四挺　白矾一两

【用法】上二味，为细末，再研极细为散。如有患者，可服半钱，重者三字匕，温水调服下，不大呕吐，只有微涎稀冷而出，或一升二升，当时省觉，次缓而调治。不可使大攻之，过则伤人。

一版教材中讲"服石药吐不止者，用甘草、贯众以解之"，指的是服胆矾（石矾、蓝矾）后吐不止。稀涎散用的是白矾，并非胆矾，且服后不大呕吐，只是微微涎出，故不必用甘草、贯众解之。

【主治】孙尚药治卒中风，昏昏若醉，形体昏闷，四肢不收，或倒或不倒，或口角似斜，微有涎出，斯须不治，便为大病，故伤人也。此证风涎潮于上膈，痹气不通，宜用救急稀涎散。（孙兆方，引自《证类本草》）

第二十四章　痈疡剂

疮疡：是体表上有形证可见的外科及皮肤疾患的总称，包括所有的肿疡及溃疡，乃疮之总名。

疮：疮疡之简称。

疔：因其形小、根深、坚硬如钉状，故名。

痈：疮面浅而大者为痈。

疽：疮面深而恶者为疽。

瘿：俗称大脖子。《说文》："瘿，颈瘤也。"多指甲状腺肿大。

瘰疬：主要指颈、腋部淋巴结结核。

丹毒：患部皮肤红如涂丹，热如火灼，故名。

流注：肢体深部肌肉组织的化脓性疾病。由于其毒邪走窜不定，随处可生，故名。

走黄：多因正气内虚，热毒炽盛或患疔后失于调治，疔毒走散，入于血分，内攻脏腑而致。可见寒热烦躁，恶心呕吐，神昏谵语，舌绛苔黄等。

托里：又称内托。是运用补益气血的药物，扶助正气，托毒外出，以免毒邪内陷的方法。

挂线：挂线法，是用药制丝线、普通丝线或橡皮筋等挂断肛门瘘管的方法。其原理是利用线的张力，促使局部气血阻绝，肌肉坏死，以达到切开瘘管的目的。对于疮疡溃后形成瘘管的也可用挂线法。

1. 五味消毒饮《医宗金鉴》

本方五味均以解毒清热见长，故名五味消毒饮。

【组成】金银花三钱　野菊花　蒲公英　紫花地丁　紫背天葵子各一钱二分

【用法】水二盅，煎八分，加无灰酒半盅，再滚二三沸时热服，被盖出汗为度。

【主治】治疗疮，本方加金钱重楼（蚤休）、半枝莲、粉甘草，疗效尤佳。（岳美中）

2. 四妙勇安汤《验方新编》

清·鲍相璈撰，刊于1846年，其特点用药少，方便易得。

四味妙药，量大勇猛，服后病除人安，故名。

【组成】金银花　玄参各三两　当归二两　甘草一两

【用法】水煎服，一连十剂……药味不可减少，减则不效，并忌抓擦为要。

【主治】脱疽。又名脱骨疽，多发于足趾，溃久则趾自落，故名。

顾步丹：足指头肿痛变黑，乃脱疽也。不急治则难救。牛膝一两，石斛一两，人参三钱，黄芪一两，当归一两，银花三两，水煎服，三剂痊愈。若已溃烂，多服数剂，无不愈也。此方以银花解毒，非牛膝、石斛不能直达足指，非黄芪、当归不能通活气血，所以补中败毒，有起死回生之妙也。据《中国医学大辞典》载，系仙人冰鉴方。（蔡捷恩．近代医家李钟珏传略．江苏中医，1990，（9）:47-48）。

【附方】

（1）五神汤《洞天奥旨》：主治多骨疽、腿痈、委中毒、下肢丹毒等。

多骨疽：又名附骨疽。初起多寒热往来，病处多漫肿无头，皮色不变。继则筋骨疼痛如锥刺，甚则肢体难以屈伸转动，久则郁而化热，内腐成脓，溃后稀脓淋沥不尽，色白腥秽，不易收口，形成窦道或有死骨排出。包括骨髓炎、骨结核等。

委中毒：生于膝腘窝委中穴部位之痈。

（2）神效托里散（又名四妙散）《太平惠民和剂局方》：忍冬草、黄芪各五两，当归一两二钱，甘草八两。正虚之人患热毒疮毒。

忍冬草：又名兔耳一枝箭，苦寒无毒，清热凉血，解毒消肿，主治血证、痈肿。叶上多毛，须包煎。若无，可用忍冬花（即银花）。

四妙汤（神效托里散），此疡科首用捷法，功效立奏，增减活法，医者临证酌用。生黄芪五钱，大当归、金银花各一两，甘草节二钱，水煎昼夜服尽，自可移深居浅，转重作轻。如已成，气血素亏，不能穿溃者，加白芷、皂针、山甲各二钱，一伏时（一昼夜）自溃。如已溃后，即宜删去皂针、山甲。如初起焮痛，口渴，加天花粉。此治痈疽、发背、肠痈之神方也。但见疮色不起，脓水清稀，即加肉桂，转阴为阳，化毒成脓。如乳痈、乳吹，即加蒲公英一两，立消。百发百中，万稳万当。（《疡医大全·痈疽肿疡门主方》）

3. 犀黄丸《外科证治全生集》

犀黄，上等牛黄，俗称西黄。并非犀牛之牛黄也。

以牛黄为君，故名。

【组成】犀黄三分　麝香一钱半　乳香　没药各一两　黄米饭一两

【用法】上药用黄米饭捣烂为丸，忌火烘，晒干，陈酒送下三钱。患生上部，临卧服，下部，空心服。

现为小粒丸剂，3克瓶装。

【主治】痰核：皮下生核，大小不一，多少不等，不红不热，不硬不痛，推之可移。多生于颈项、下颌、四肢及背部。

横痃：系梅毒发于两腿合缝间者，左名鱼口，右名便毒。

【运用】对肺痈已成，热毒瘀结，痰味腥臭者，用千金苇茎汤合犀黄丸治之。

【使用注意】久服损胃气。

犀黄丸有麝香，（孕妇）不可服。（王洪绪《外科证治全生集》）

4. 牛蒡解肌汤《疡科心得集》

清·高秉钧撰，共四卷，包括《疡科临证心得集》三卷及《疡科心得集方汇》一卷，刊于1805年。

【组成】牛蒡子　薄荷　荆芥　连翘　山栀　丹皮　石斛　玄参　夏枯草原书无用量

牛蒡子：辛散头面风热，且有散结解毒作用。《本草拾遗》:"治风毒肿。"

【用法】水煎服。

5. 海藻玉壶汤《医宗金鉴》

玉壶：①玉制的壶。②用以喻高洁。

【组成】海藻_洗　昆布　半夏_制　陈皮　青皮　连翘_{去心}　贝母_{去心}　当归　川芎　独活　甘草节各一钱　海带五分

【用法】水煎服。

【主治】石瘿，现代临床常用于气瘿、肉瘿。

气瘿：多因情志抑郁，颈部生较大的肿块。皮色如常，按之柔软，随喜怒而增大或缩小。肉瘿：多因郁结伤脾，脾气不行所致。

【方解】方中独活搜肝风，泻肝气。（王好古）能入足厥阴经。

十八反中甘草反海藻，方中同用，消瘿之作用更为强烈。

6. 透脓散《外科正宗》

明·陈实功著，南通人。刊于 1617 年。

【组成】生黄芪四钱　当归二钱　穿山甲炒，一钱　皂角刺一

钱半　川芎三钱

黄芪：生用益气托毒，炙用只能补气，无托毒之功，反有助火益毒之弊，故必须生用。

黄芪性温，收汗固表，托疮生肌，气虚莫少。（龚廷贤《药性歌括四百味》）

【用法】水二盅，煎一半，随病前后，临服入酒一杯亦可。

【方解】生黄芪益气托毒排脓，辅以当归、川芎养血活血；主辅相配，俾气血充足，自能托毒排脓。山甲、皂刺消散通透，直达病所，软坚溃脓。

脓已溃者不可服。

【附方】透脓散《医学心悟》：即透脓散加白芷、牛蒡、金银花。加连翘、蒲公英、紫花地丁更妙。

7. 小金丹《外科全生集》

【组成】白胶香　草乌制　五灵脂　地龙　木鳖各制末，一两五钱　乳香　没药　归身各七钱五分　麝香三钱　墨炭一钱二分

白胶香：又名枫香脂，为金缕梅科植物枫香的树脂（原植物详"路路通"）。选择生长20年以上的粗壮大树，于七八月间凿开树皮，从树根起每隔15～20cm交错凿开一洞，待11月至次年3月间采收流出的树脂，晒干或自然干燥。干燥树脂为

大小不一的椭圆形或球形颗粒，亦有呈块状或厚片状者，表面淡黄色，半透明，质松脆，易断碎。气清香，燃烧时更烈。辛苦平，无毒。活血，止痛，解毒。

木鳖：《开宝本草》："消结肿恶疾。"《本草正》："今之毒狗者，能毙者于顷刻。人若食之，则中寒发噤，不可解救。"

墨炭：《本草衍义》："须松烟墨方可入药。"

【用法】上药各研细末，用糯米粉一两二钱，同上糊厚，千槌打融为丸，如芡实大，每料约二百五十丸，临用陈酒送下一丸，醉盖取汗。如流注将溃及溃久者，以十丸均作五日服完，以杜流走不定。不可与有参之药同日而服。

【运用】小金丹与犀黄丸相反，此治寒证阴证，彼治热证阳证。

实证可用，夹虚者不宜。（马培之）

阳和汤治阴疽虚寒证，小金丹治阴疽寒实证，一虚一实，不得混淆。《宣明论方》"一粒金丹治腰膝走注疼痛如虎啮"，即小金丹方，唯药量不同。"每服一丸至二丸，温酒下。吃药罢，通身微汗有验。"